aktiv+gesund

Heike Höfler

Beckenbodengymnastik

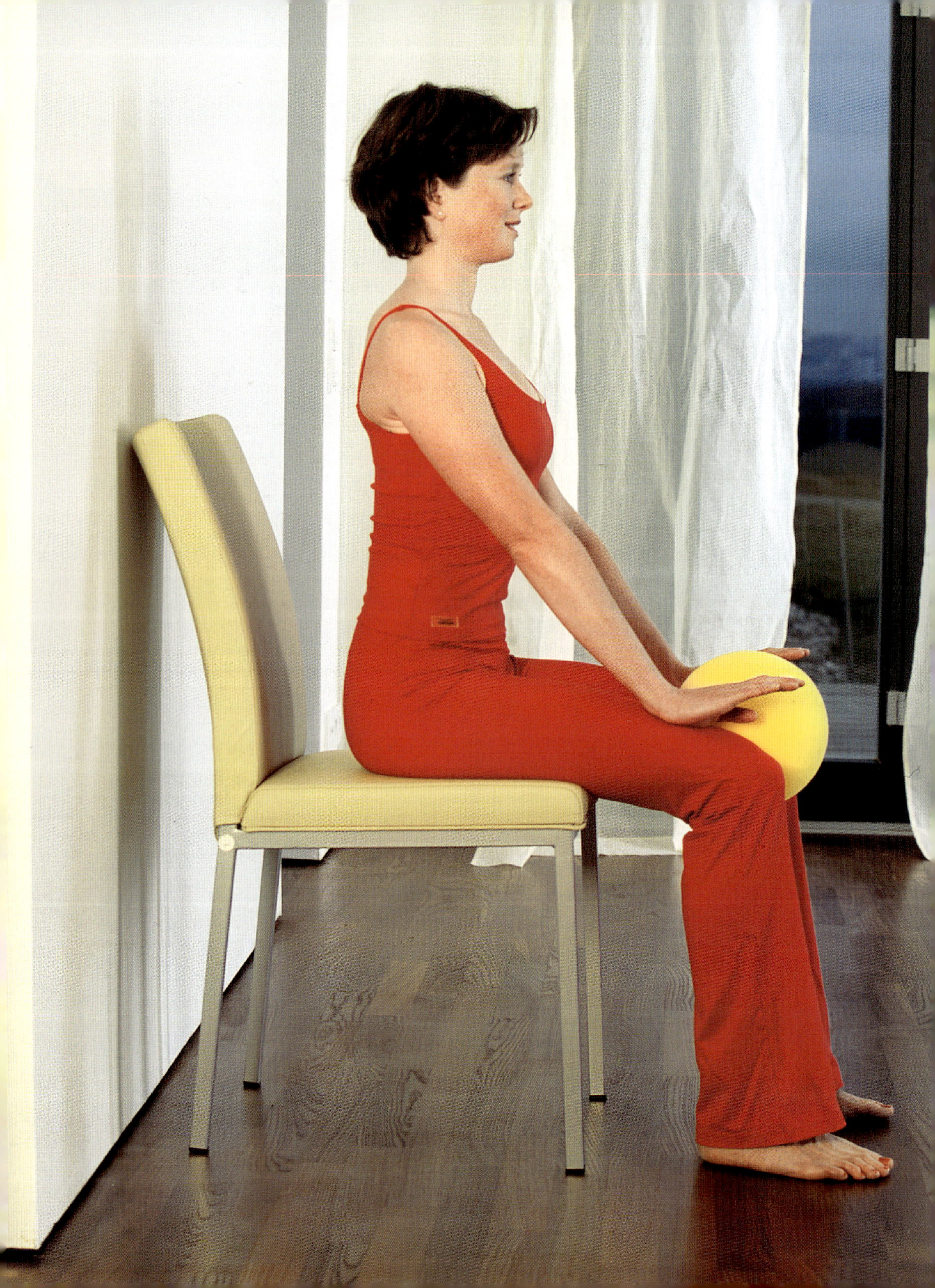

Heike Höfler

Beckenboden-gymnastik

140 Übungen für Sie und Ihn

blv aktiv+gesund

In dieser Reihe sind bisher erschienen:

- Aktiv gegen Arthrose
- Atemgymnastik
- Augentraining im Alltag
- Bandscheibentraining mit dem Physioball
- Beckenbodengymnastik
- Erfolgreich gegen Cellulite
- Feldenkrais
- Herz-Kreislauf-Training
- Muskeltraining mit dem Thera-Band
- Die Nackenschule
- Die neue Knieschule
- Osteoporose
- Rückenschule für jeden Tag
- Schongymnastik
- Schongymnastik bei Rückenbeschwerden
- Schwangerschaftsgymnastik
- Stretching
- Wassergymnastik
- Venengymnastik
- Mit Yoga im Gleichgewicht

Inhaltsverzeichnis

Vorwort

Jede dritte Frau zwischen 35 und 50 Jahren und jede zweite Frau über 50 Jahren leidet zeitweilig an unwillkürlichem Harnabgang. Männer in fortgeschrittenem Alter und besonders nach Prostataoperationen sind ebenfalls betroffen. Das Problem ist also weit verbreitet, nur spricht man meist nicht darüber. Hauptsächlich anfällig sind Menschen mit einer Veranlagung zur Bindegewebsschwäche, Frauen mit meist mehreren Geburten auf natürlichem Wege und Frauen mit länger anhaltendem Hormonmangel im fortgeschrittenen Lebensalter.
Seit vielen Jahren befassen wir uns mit dem Problem der Blasenschwäche und haben zur Behandlung hauptsächlich die Operation eingesetzt. Immer häufiger sehen wir jedoch, dass auf einen Eingriff verzichtet werden kann, weil inzwischen die Technik der Beckenbodengymnastik herangereift ist. Diese ermöglicht es in Verbindung mit einer guten Anleitung, den unwillkürlichen Harnabgang erfolgreich unter Kontrolle zu bekommen. Beckenbodengymnastik ist nicht schwer zu erlernen. Das tägliche Training nimmt nicht viel Zeit in Anspruch. Das vorliegende didaktisch gut aufgebaute und reich bebilderte Buch kann der Leserin und dem Leser dazu verhelfen, durch gezielte Übungen die Beckenmuskulatur zu kräftigen und damit die Kontrolle über die Blase wiederherzustellen.
Sie stärken das Gefühl für diese Körperregion und hierdurch auch die sexuelle Empfindungsfähigkeit.

Wir empfehlen Ihnen, die Scheu abzulegen und über das Thema des unwillkürlichen Harnabgangs mit Ihrem Arzt und Ihrer Krankengymnastin zu sprechen. Sie erhalten kompetente Beratung und Hilfestellung mit unterstützenden Maßnahmen. Dieses Buch wird zu einem dauerhaften Erfolg beitragen.

Dr. med. Martin Müller
ehem. Chefarzt der Frauenklinik
Villingen-Schwenningen

Einführung

In diesem Buch geht es um die Gesunderhaltung bzw. Rückgewinnung eines stabilen, kräftigen Beckenbodens mitsamt seiner Schließmuskeln. Dem Beckenboden kommt in unserem Körper eine einmalige Bedeutung zu, die oft viel zu wenig bekannt ist und beachtet wird.

Körperzentrum Beckenboden

Der Beckenboden hat nicht nur eine zentrale Stellung, weil er im Zentrum unseres Körpers liegt, sondern auch, weil er alle unsere inneren Organe stützt sowie Harn- und Geschlechtsorgane (positiv oder negativ) beeinflusst. Der Beckenboden trägt viel und muss viel ertragen. Nicht immer gehen wir sorgsam mit ihm um. Bei der Frau stellen Schwangerschaft und Geburt große Anforderungen an ihn. Verliert er mangels notwendiger Kräftigung und Übung an Spannung, leidet seine Stütz- und Tragefunktion genauso wie sein Schließmechanismus für die Blase (und evtl. den After) sowie seine bedeutende Funktion beim Geschlechtsakt.
Leider macht man sich häufig erst dann über den Beckenboden, also die Grundlage unseres Beckens, Gedanken, wenn er Probleme macht, wenn er nicht mehr als feste Grundlage und Unterstützungsfläche empfunden werden kann, weil er keine gute Grundspannung mehr aufweist, oder wenn seine Schließfunktion beim Niesen oder beim Hüpfen nicht mehr ausreicht. Wie gut tut es dagegen der Psyche und dem Selbstwertgefühl, wenn die Basis unserer Weiblichkeit oder Männlichkeit als fest, stark, tragend, kräftig empfunden wird und überhaupt sensibel wahrgenommen werden kann. Das Gegenteil, ein loser, lascher, spannungsloser Beckenboden, macht gehemmt, unsicher und unzufrieden.

Körperbewusstsein und Selbstbewusstsein

Jeder wünscht sich aus den verschiedensten Gründen einen kräftigen, intakten, tragenden, aber auch empfindsamen Beckenboden, der ein positives Selbstbild und Selbstwertgefühl beträchtlich unterstützt. Doch nicht jeder ist bereit, etwas dafür zu tun – oder man will etwas dafür tun, weiß aber nicht, was. Aus diesem Beweggrund ist das vor Ihnen liegende Buch entstanden. Es soll Ihnen zum einen Aufklärung verschaffen über die verschiedenen und wichtigen Funktionen des Beckenbodens, über seinen Aufbau mitsamt seinen tragenden Muskeln und im Besonderen über seine Beeinflussungsmöglichkeiten sowie Trainierbarkeit durch Übungen. Denn nur regelmäßige, gezielte Übungen werden Ihren Beckenboden bis in die späten Jahre hinein kräftig, genügend tragfähig,

intakt, stabil und auch sensibel erhalten. Außerdem sorgen die Übungen für mehr Bewusstheit in diesem Bereich.
Manche Menschen haben nicht nur schwache Beckenbodenmuskeln, sondern auch verspannte. So seltsam sich dies auf den ersten Blick anhört, so ist es doch sehr wohl möglich. In diesem Fall müssen Blockierungen gelöst werden, sodass Gefühle wieder vertieft empfunden werden und Energien frei fließen können.

Sicherheit und Vorbeugung durch Kräftigung

Wenn Sie zu diesem Buch gegriffen haben, kennen Sie wahrscheinlich das unbefriedigende Gefühl des »Offenseins« nach unten. Manchmal kommt es, vor allem nach längerem Gehen oder Stehen, zu Empfindungen wie »unten ist etwas locker« oder »es fällt gleich etwas heraus«. Das Gefühl, etwas zu verlieren oder nicht halten zu können, ist unangenehm und nagt am Selbstwertgefühl. Wenn man nichts dagegen unternimmt, können Senkungen der Scheidenwände oder der Gebärmutter entstehen. Inkontinenzprobleme (unfreiwilliger Harn-, manchmal sogar Stuhlabgang) sind dann die Folge.
Eine funktionstüchtige Muskulatur, über die Sie Bescheid wissen und die Sie zu lokalisieren gelernt haben, vermag solche Beschwerden zu verhindern bzw. erheblich zu verbessern. Deshalb ist die Bewusstmachung und Stärkung dieser Muskulatur, zu der auch Harnröhren-, Scheiden- sowie Aftermuskel gehören, das wichtigste Ziel dieses Buches.
Die Übungen zeigen sehr vielseitige und abwechslungsreiche Trainingsmöglichkeiten auf, denn Gymnastik soll nicht nur zweckdienlich sein, sondern auch Spaß machen. In diesem Buch zeige ich Ihnen leicht erlernbare und ausführbare Beckenbodenübungen – aber ich zeige Ihnen auch nicht ganz alltägliche Übungen, die Ihnen sicher Vergnügen bereiten. Bei einigen Übungen benötigen Sie einen Noppen- oder Pezziball, einen Tisch, einen Hocker oder Stuhl, einen Besenstiel oder einfach die Wand.

Die Übungen helfen bei Senkungsbeschwerden, bei Inkontinenzerscheinungen, bei Rückenschmerzen, zur Stabilisation des Beckens und der Eingeweide, bei mangelnder sexueller Erlebnisfähigkeit, aber auch nach Geburten und gynäkologischen Operationen.

Daher bietet dieses Buch auch Medizinern wie Gynäkologen, Urologen, Orthopäden oder Sexualtherapeuten wertvolle praktische Informationen sowie eine erstklassige Hilfe für ihre Patienten, wie sie vor oder nach Operationen zielgerichtet üben können.
Beckenbodenübungen bieten die beste Möglichkeit zur Vorbeugung und Therapie von gynäkologischen, urologischen und sexuellen Problemen oder Störungen: Schwächen können aufgehoben oder korrigiert werden. Das körperliche und seelische Wohlbefinden und damit Selbstsicherheit werden sich mit regelmäßigem Training bald einstellen.

Anatomische Grundlagen

Der Beckenboden

Der Beckenboden hat etwas mit dem Zwerchfell (Diaphragma), unserem wichtigsten Atemmuskel, gemeinsam. Beide bewegen keine Gelenke, sondern »nur« Weichteile, wobei beide sich zu einem Mittelpunkt hin zusammenziehen.
Der Unterschied besteht darin, dass das Zwerchfell den Bauchraum nach oben hin abschließt und sich nach unten senkt, wenn es sich beim Einatmen zusammenzieht, wogegen der Beckenboden den Bauchraum nach unten begrenzt und sich nach oben anhebt, wenn er angespannt wird.
Da diese Muskeln keine Gelenke bewegen, ist der Übende auf sein Muskelgefühl für diese tief in unserem Körper liegenden Muskelgruppen angewiesen – und dies ist häufig kaum ausgeprägt oder gar nicht vorhanden.
Meistens wurde uns in unserem Kulturkreis schon als Kind sehr früh deutlich gemacht, dass diese Region eine Tabuzone darstellt, über die man nicht spricht und die man nicht berührt.
Man tat so, als wäre sie nicht da, und daher konnte auch kein gesundes Muskelgefühl entstehen. Dieses Muskelbewusstsein muss meist erst aufgebaut werden. Erfreulich ist, dass in den letzten Jahren dieses Thema mehr und mehr enttabuisiert wurde und Frauen und Männer sich zu ihren Beckenbodenproblemen bekennen sowie gezielt etwas dagegen unternehmen wollen. Schließlich sind die Beckenbodenmuskeln genauso trainierbar wie andere Muskelgruppen auch.

Die Beckenbodenmuskulatur

Starke Beckenbodenmuskeln sind für das Halten der Bauchorgane, Eingeweide, Genitalorgane und für die sexuelle Reaktionsfähigkeit äußerst wichtig. Jedoch sind diese Muskeln besonders häufig schwach und funktionsuntüchtig. Die wichtigsten Gründe dafür sind:
- Allgemeine Bindegewebsschwäche
- Übergewicht
- Dauernde extreme Belastung: Beim Heben und Tragen schwerer Lasten, aber auch bei lang anhaltendem stoßhaften Husten oder einer dauernden Pressatmung (z.B. bei chronischer Bronchitis oder Asthmaanfällen) wird ein gewaltiger Druck auf die Tragemuskeln ausgeübt.

TIPP
Beim Husten und Niesen immer die Beckenbodenmuskeln anspannen! Auch die Bauchpresse darf nie ohne gleichzeitiges Anspannen der Beckenbodenmuskeln erfolgen, weil der Beckenboden und seine Bänder sich sonst zu sehr nach unten dehnen und die Haltekonstruktion sich senkt. Ebenfalls schädlich: Drücken beim Wasserlassen oder Stuhlgang.

- Mangelnder dauernder Gebrauch.

TIPP
Während alltäglicher Arbeiten immer wieder daran denken, den Beckenboden anzuspannen.

- Hormonelle Veränderungen in den Wechseljahren: Das Gewebe um Harnröhre, Blase und Beckenboden bildet sich etwas zurück; die Durchblutung wird vermindert.
- Schädigung während einer Geburt.

TIPP
Rückbildungsgymnastik nach einer Entbindung ist besonders wichtig.

Aufbau der Beckenbodenmuskulatur

Der Beckenboden besteht aus drei Muskelschichten, die zusammen etwa handtellerdick sind und übereinander liegen (Abb. links). Sie sind so angeordnet, dass die Muskelfasern der tiefen Schicht von vorne nach hinten verlaufen, die der mittleren Schicht quer und die der äußeren Schicht wieder von vorne nach hinten. Dadurch wird eine gitterartige, feste Struktur erreicht. Im Bereich des Damms, des Mittelpunkts des Beckenbodens, verdichten sich die Muskelfasern zu einem »Haltekreuz«, wodurch dieser stark belastete Teil gefestigt wird. Nach einem Dammschnitt muss diese Festigkeit zuerst geduldig wieder antrainiert werden. Der Beckenboden hat einiges gemeinsam mit dem Zwerchfell, jedoch ist er nicht einfach ein einzelner Muskel, sondern eine Muskel-Sehnen-Konstruktion, ein Verschlussapparat, der aus verschiedenen Bauelementen besteht. Während der Zwerchfellmuskel mehr einer Kuppel gleicht und sich beim Zusammenziehen nach unten abflacht, stellt die Beckenbodenmuskulatur eine trichterförmige Muskel-Sehnen-Platte dar, deren Fasern in alle Richtungen verlaufen (Abb. rechts). Die Beckenbodenmuskulatur erstreckt sich insgesamt vom Schambein bis zum Steißbein und wird seitlich von den bei-

Links: **Gesamtansicht der Beckenbodenmuskulatur**

Rechts: **Trichterförmige Muskulatur des Beckenbodens, seitliche Ansicht**

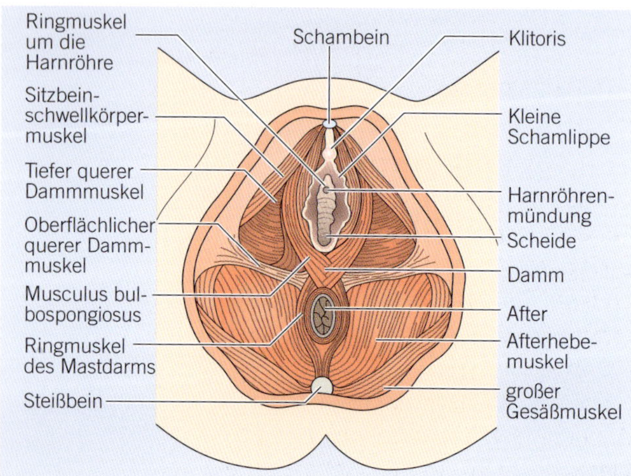

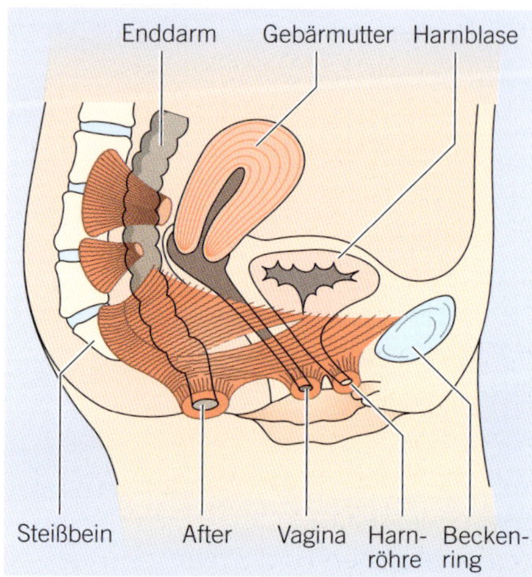

den Sitzbeinhöckern begrenzt. Anatomisch wird der Beckenboden in drei Etagen eingeteilt:

1. das Beckenzwerchfell (Diaphragma pelvis),
2. das Zwerchfell der Harn- und Geschlechtsorgane (Diaphragma urogenitale) und
3. die Schließmuskeln von Darm und Urogenitaltrakt (Sphinkterenschicht).

Das Beckenzwerchfell

Diese tiefste, innerste Muskelschicht schließt das Becken nach unten hin ab (Beckenausgang). Die flächenmäßig sehr bedeutsame Muskelschicht hat für die Stütze sowie Tragefähigkeit der inneren Organe und Eingeweide eine ausschlaggebende Bedeutung und auf die Statik einen erheblichen Einfluss. Der Spannungszustand des Beckens hängt von diesem Hebemuskel ab.
Die Muskelschicht wird vor allem von dem aus vier Muskelzügen bestehenden Afterhebemuskel (Musculus levator ani) gebildet, der sich fächerförmig im kleinen Becken entfaltet und dieses nach oben hin abschließt (Abb. oben).
Der innere Hauptmuskel ist trichterförmig ausgebildet (Abb. unten). Seine Muskelfasern, die rechts und links der Urogenitalorgane verlaufen, erstrecken sich vom Schambein bis zum Steißbein. Rechter und linker Schenkel des Muskels geben den »Levatorschlitz« frei, um Harnröhre, Scheide und After durchtreten zu lassen. Wenn er sich zusammenzieht, wird Stuhl oder Harn zurückgehalten.
Einige Muskelfasern beider Levatorschenkel ziehen vom Schambein wie eine u-förmige Schlinge zum einen um den After (Musculus puborectalis), zum anderen um die Scheide (Musculus pubovaginalis) herum und kehren auf der anderen Seite zum Schambein zurück (Abb. unten). Dadurch entsteht eine Schlingenwirkung, wenn man diesen Muskel (U-Muskel) zusammenzieht. Außerdem wird er nach vorn gezogen. Der Scheidenmuskel umgibt die Schei-

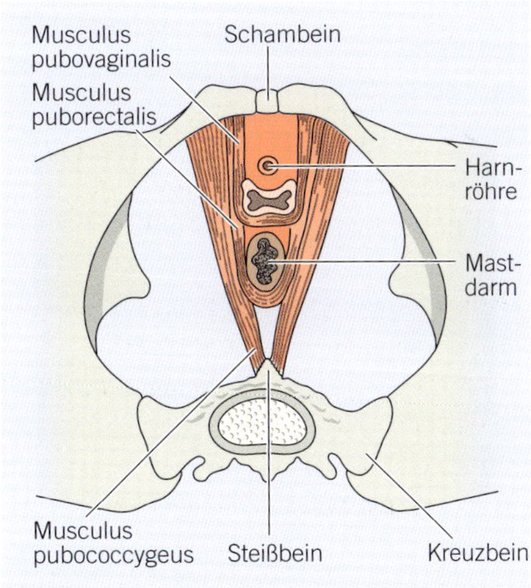

Schematische Darstellung des Afterhebemuskels mit seinen Muskelsträngen

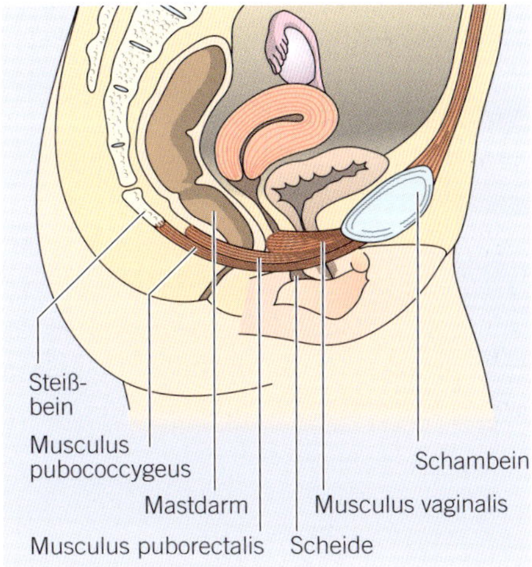

Seitliche Ansicht des Afterhebemuskels

denwände und kann diese verengen. Er weist viele Nervenenden auf, die sowohl zug- als auch druckempfindlich sind und sexuelle Reaktionen und Empfindungen ermöglichen.

Ein dritter Zug des Afterhebemuskels erstreckt sich in beidseitig gerade angeordneten Fasern über die ersten beiden Teile hinweg vom Schambein bis zum Steißbein und unterstützt diese; er heißt daher Musculus pubococcygeus.

Sexualtherapeuten empfehlen die sogenannte PC-Übung (PC für pubococcygeus) oder auch Kegelübung, bei der es speziell um die Kräftigung dieser Muskelzüge geht. Der vierte Muskelzug heißt Musculus iliococcygeus.

Aufteilung und Aufgabe des Afterhebemuskels

Der Afterhebemuskel besteht aus vier Muskelzügen (Abb. unten):

- Musculus pubovaginalis
- Musculus puborectalis
- Musculus pubococcygeus
- Musculus iliococcygeus

Während die beiden ersten Muskeln u-förmige Schlingen um die Öffnungen von Scheide und Mastdarm bilden, überzieht der dritte die beiden ersten und reicht vom Schambein bis zum Steißbein. Wenn sich diese Muskelteile zusammenziehen und verkürzen, wird das Zentrum des Beckenbodens nach vorn gezogen und gleichzeitig entsteht ein Sog nach oben.

Ein weiterer Muskel der tiefen Schicht heißt Steißbeinmuskel (Musculus coccygeus). Er schließt sich dem Afterhebemuskel hinten an und zieht von den Sitzbeinstacheln zum Steißbein. Bei den Tieren ermöglicht er Schwanzbewegungen. Bei den Menschen kann er das Steißbein leicht nach vorne ziehen, wodurch die Beckenspannung verbessert wird.

Außerdem ist der Birnenförmige Muskel (Musculus piriformis) zu nennen, der direkt unterhalb des Gelenks am Oberschenkelknochen entspringt und sich an der Innenseite des Kreuzbeins flach auseinander zieht.

Muskeln des Beckenzwerchfells

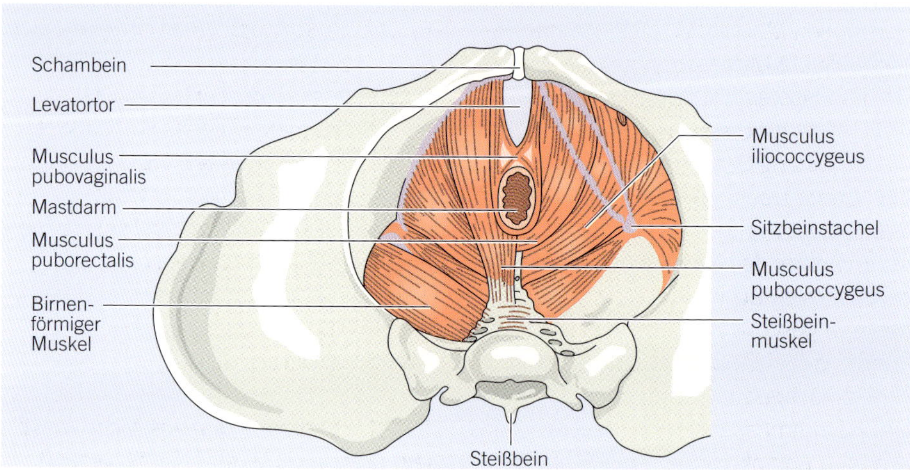

Das Zwerchfell der Harn- und Geschlechtswege

Die mittlere Muskelschicht befindet sich im vorderen Abschnitt des Beckenausgangs, zwischen den beiden Scham- und Sitzbeinästen (Abb. rechts).
Beide Levatorschenkel lassen eine spaltförmige Lücke, den Levatorschlitz bzw. das Levatortor, in dessen Bereich der Darm und die Urogenitalorgane hindurch treten. Die dreieckige Platte des Diaphragma urogenitale gleicht diese konstruktive Schwäche aus.
Sie besteht aus zwei Muskeln:

- Zum einen aus einer zwischen Scham- und Sitzbeinhöckern gelegenen Muskelplatte, dem Tiefen queren Dammmuskel, der quer zum Levatortor verläuft und dieses verschließt. Er deckt den Beckenausgang etwa zu drei Vierteln ab, wobei er vorne unter dem Schambogen bleibt und durch die Dammmembran ergänzt wird. Durch das Diaphragma urogenitale ziehen die Harnröhe und die Scheide.
- Den anderen, eher schwachen und schmalen Muskel bildet der Oberflächliche quere Muskelstrang. Er zieht von einem Sitzbeinhöcker zum anderen und sorgt für die Sicherung bzw. Querverspannung des Beckenbodens.

Der Quere Dammmuskel ist beim Mann nicht nur beinahe doppelt so stark wie bei der Frau, er wird bei letzterer zusätzlich durch den Durchtritt der Scheide geschwächt. Wäre er zu fest, könnte er bei Geburten nicht ausreichend nachgeben.
Der Dammmuskel kann beide Sitzbeinknochen und alle anderen knöchernen Teile des Beckens bis zum Schambein zueinander ziehen. Die Muskelfasern ziehen dabei zur Mitte hin. Meistens helfen die Gesäß- und auch Bauchmuskeln bei der Arbeit dieser Muskeln mit.
Zwischen dem Hinterrand des Queren Dammmuskels und dem Vorderrand des Afterhebemuskels bleibt eine kleine, nicht von Muskulatur ausgefüllte Lücke frei, die nur Bindegewebe enthält: das sogenannte Centrum tendineum perinei. Es ist eine Schwachstelle und wird durch die dritte Muskelschicht, die Sphinkterenschicht bzw. die Schließmuskeln, gesichert. Der Harnröhrenschließmuskel besteht aus Muskelfasern, die sich vom Dammmuskel abspalten und um die Harnröhre spiralförmige Schlingen bilden. Er ermöglicht den willkürlichen Harnblasenverschluss.

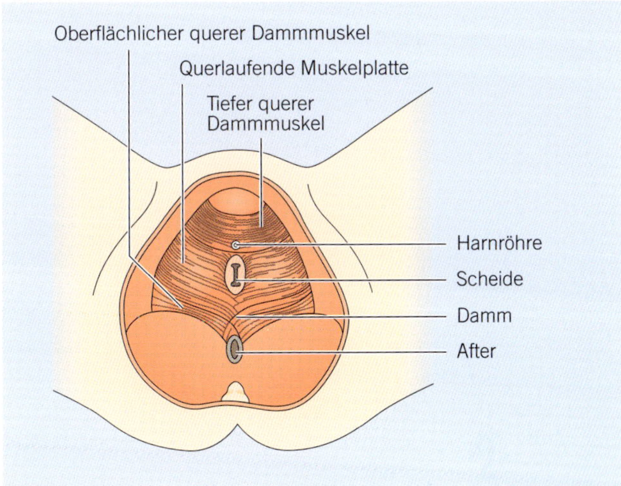

▲ **Die mittlere Beckenbodenschicht**

Die Schließmuskeln

Die oberflächliche Muskelschicht, die direkt unter der Hautoberfläche verläuft,

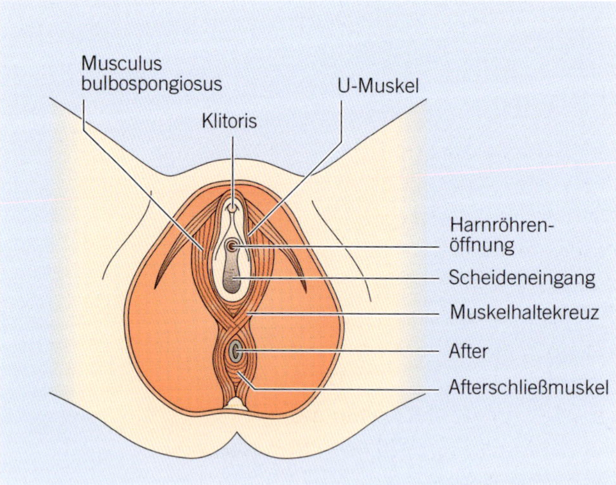

▲ **Die oberflächliche Beckenbodenschicht**

also nach außen liegt, wird von den Schließmuskeln und Muskeln der äußeren Genitalien gebildet (Musculus bulbospongiosus) und als Sphinkterenschicht bezeichnet (Abb. S. 10 links).
Der Musculus bulbospongiosus verläuft bei der Frau um den Scheidenvorhof (von den kleinen Schamlippen umfasster Raum) und sorgt für eine Verengung der Vulva sowie für eine Kompression des Bulbus vestibuli, also des Schwellkörpers, der an der Basis der kleinen Schamlippen liegt. Beim Mann hat der Muskel natürlich nicht die Form eines Sphinkter, jedoch kommt ihm eine stabilisierende Wirkung für den Damm zu. Seine Funktion besteht in einer Kompression der Schwellkörper der männlichen Harnröhre. Dies bewirkt auch die stoßweise Entleerung bei der Ejakulation. Bei Frau und Mann unterstützt dieser Muskel den Harnröhrenschließmuskel.
Der Afterschließmuskel liegt unterhalb des Afterhebemuskels. Er umgibt das Darmende manschettenartig, denn er besteht aus einem Bündel Ringmuskeln, die sich 3 bis 4 Zentimeter am Mastdarm hochranken. Seine beiden Hälften kreuzen in der Mitte vor und hinter dem Darmkanal die Fasern und ziehen zum Teil in die Nahtstelle des Musculus bulbospongiosus, sodass eine Achterform entsteht. Seine Aufgabe ist der dichte Verschluss des Enddarmes; deshalb verbleibt er dauernd in Kontraktion, außer bei der Stuhlentleerung.

Warum Beckenbodengymnastik?

Wann und wem helfen Beckenbodenübungen?

Zum einen sind Beckenbodenübungen für jeden gesunden, beschwerdefreien Menschen im Sinne der allgemeinen Kräftigung, Haltungskontrolle und -stabilisierung wichtig (Vorbeugung), zum anderen bei schon vorhandenen Beschwerden bzw. Problemen (Therapie).
Beckenbodenübungen helfen:

- bei Harninkontinenz
- bei Senkung oder Vorfall der Beckenorgane bei der Frau (Gebärmutter, Blase, Scheide, Harnröhre, Darm)
- bei Schwächung und Verletzung des Beckenbodens bei Geburten
- bei Lendenwirbelsäulenproblemen
- nach gynäkologischen Operationen, auch nach Prostataoperationen beim Mann
- bei Sexualproblemen

Am besten, Sie beginnen so früh wie möglich mit Beckenbodenübungen.
Die hier zusammengestellten Übungen sind auch schon für junge Frauen zur Vorbeugung geeignet. In unserem Kulturkreis schwächt diese zentrale, bedeutsame Muskelschicht schon früh ab. Das häufige, meistens ungünstige Sitzen überdehnt den Beckenboden und macht ihn instabil und spannungslos. Auch bei langem Stehen wird er sehr stark belastet. Schuhe mit hohen Absätzen und eine übermäßige Hohlkreuzhaltung tragen das ihre dazu bei, dass er immer mehr durchhängt. Deshalb muss mit stärkenden Übungen ein Gegengewicht gesetzt werden. Dieses Wissen sollte eigentlich jede Mutter ihrer erwachsenen Tochter mit auf den Weg geben …
Während einer Geburt wird der Beckenboden – der auch schon in der Schwangerschaft einiges aushalten mußte und durch Übungen gestärkt werden sollte – besonders belastet und oft auch in Mitleidenschaft gezogen, manchmal eingerissen oder durchschnitten. In beiden Fällen dauert sein erneuter Aufbau und sollte unbedingt unterstützt werden. Je besser sein Zustand davor war, umso schneller wird die Regenerationsphase vonstatten gehen. Was jetzt an Übung vernachlässigt wird, wird der Frau später Beschwerden bereiten.
Statistiken belegen, dass jede zweite Frau zwischen 40 und 50 Jahren an unfreiwilligem Harnabgang (zunächst »nur« tröpfchenweise) beim Husten, Niesen, Lachen oder bei körperlicher Belastung – beim Sport oder beim Heben schwerer Gegenstände – leidet. Dies wird nicht nur als unangenehm, sondern auch als psychisch sehr belastend empfunden. Spätestens jetzt sind konsequent ausgeführte Beckenbodenübungen ein unbedingtes »Muss«, um eine Verschlimmerung sowie eine Senkung der Beckenorgane und eine übermäßige Belastung des unteren Rückens zu vermeiden.
In den Wechseljahren sorgt die hormonelle Umstellung für Rückbildungser-

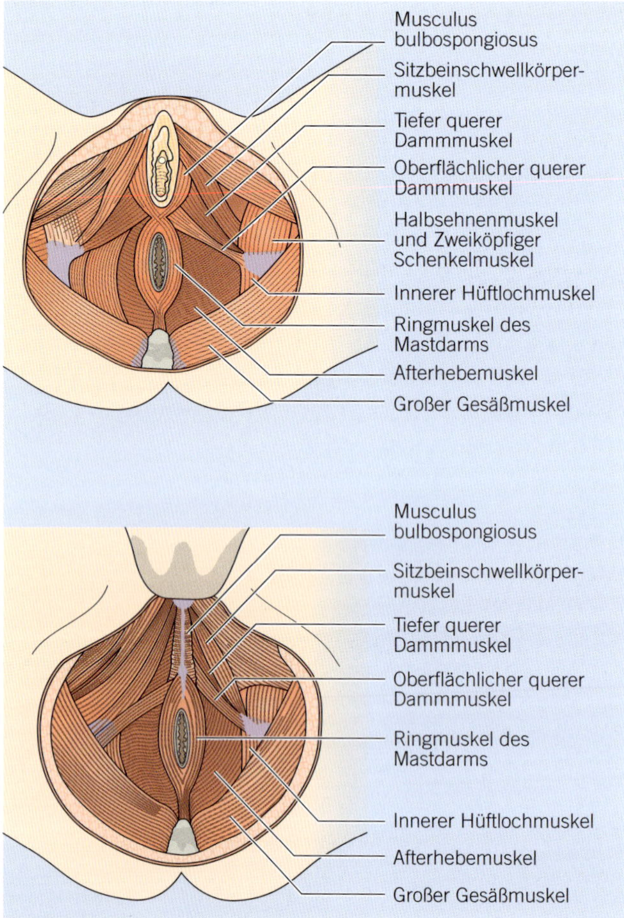

▲ **Vergleich der Beckenbodenmuskulatur von Frau und Mann**

scheinungen der Schleimhaut von Blase und Harnröhre sowie für eine Abnahme der Gewebespannung im Beckenboden. Die Übungen helfen nicht nur, den Spannungszustand zu verbessern, sondern führen auch zu einer besseren Durchblutung und Ernährung der Schleimhäute. Vorbeugung ist besser als Heilen – aber auch wenn die Probleme schon vorhanden sind, kann das gezielte Beckenbodentraining sehr gute Ergebnisse erreichen, denn diese Muskelschicht ist willentlich äußerst gut trainierbar. Schon viele Frauen konnten dadurch eine in Aussicht stehende Operation vermeiden. Ist eine Operation aber unumgänglich, gilt das Beckenbodentraining als wichtige und notwendige Begleittherapie, um den Operationserfolg zu sichern und spätere Rückfälle zu verhindern.

Beckenbodentraining – nicht nur für Frauen

Der Beckenboden von Mann und Frau ist nach dem gleichen Bauplan gestaltet (Abb. links). Der Unterschied besteht in der großen Weite des weiblichen Beckens bzw. der Beckenöffnung nach unten sowie dem Vorhandensein des Geburtsweges. Dadurch weist der Beckenboden der Frau eine etwas schwächere Konstruktion auf. Außerdem wird ihr Beckenboden bei einer Geburt erheblich belastet und geschwächt, der Muskel weist eine geringere Dicke auf. Der wichtigste Verschlussmuskel des Beckenausgangs ist bei Frau und Mann der Afterhebemuskel. Er sorgt neben dem äußeren Afterschließmuskel für die Sicherung des Darms. Eine weitere Sicherung bietet die Schließmuskulatur um die Harnröhre. Diese kann willentlich angespannt und gelöst werden.
Während der Mann von Natur aus den kräftigeren Beckenboden besitzt und in den ersten 50 Lebensjahren die Frauen mit 80 Prozent den überwiegenden Anteil der Betroffenen mit Inkontinenzbeschwerden darstellen, gleicht sich dies in späteren Jahren aus. Bei vielen Männern

beginnt sich dann die Prostata (Vorsteherdrüse) zu vergrößern. Die Wucherung kann sich in jede Richtung ausdehnen. Da die Vorsteherdrüse zwischen Harnblasengrund und Beckenbodenmuskulatur (Diaphragma urogenitale) liegt und von der Harnröhre durchbohrt wird, kann sie auf diese Körperorgane drücken. Ein gekräftigter Beckenboden ist bei dadurch entstehenden Harnproblemen viel wert. Von besonderem Wert ist das Beckenbodentraining nach einer Prostataoperation. Aber auch schon davor hat ein kräftiger, bewusst trainierter Beckenboden Einfluss auf die Gesundheit und Leistungsfähigkeit der Prostata. Daneben schwören auch viele Männer, die unter Impotenz oder frühzeitiger Ejakulation litten, auf das Training dieser inneren Muskelgruppe. Und auch bei Rückenproblemen sind Beckenbodenübungen, neben der Kräftigung von Bauch- und Rückenmuskulatur, unbedingte Voraussetzung.

Beckenboden und Sexualität

Die Beckenbodenmuskulatur bestimmt das sexuelle Erleben beider Geschlechter maßgeblich mit. Der amerikanische Gynäkologe Arnold Kegel erkannte, dass durch das Training des so genannten PC-Muskels (PC = pubococcygeus), umgangssprachlich auch Scheidenmuskels, das er zunächst Frauen mit Inkontinenzproblemen empfahl, gleichzeitig die Empfindlichkeit der Scheide »erwacht« und verstärkt wurde. Auch andere Gynäkologen entdeckten daraufhin, dass bei gut entwickelten Beckenbodenmuskeln deutlich weniger sexuelle Probleme auftreten. Das aktive Anspannen des Scheidenmuskels wird daher auch »Kegel-Übung« genannt.
Die Scheide ist zwar reichlich mit Blutgefäßen ausgestattet, aber sie besitzt kaum Empfindungsnerven – jedoch die sie umgebende Muskulatur. Der Sexualforscher M. Meshorer beschrieb, dass die Frau durch das PC-Training ihre Vaginalmuskulatur und damit ihre Empfindungs- und Orgasmusfähigkeit verbessern könne. Er führte eine Studie mit Frauen aus allen möglichen Bereichen durch, bei der sich herausstellte, dass viele Frauen, nachdem sie die Beckenbodenmuskulatur zu orten und anzuspannen gelernt hatten, diese während des Liebesaktes bewusst einsetzten. Dadurch vermöge die Frau ihre Orgasmusfähigkeit zu verstärken und zu kontrollieren. Auch der Partner reagiere darauf begeistert und empfinde dies als Lustgewinn, denn er könne den Einsatz der Vaginalmuskulatur der Frau sehr wohl spüren. Genauso hat ein frühes Beckenbodentraining beim Mann positive Auswirkungen auf seine Potenz. Er kann infolgedessen den Sexualakt länger hinauszögern lernen.

Beckenboden und Atmung

Die Behandlung und das Training des Beckenbodens kann durch die Atmung bestens unterstützt werden – und umgekehrt: Eine straffe Beckenboden- und Bauchwandmuskulatur ist Voraussetzung für eine intakte Tiefenatmung.

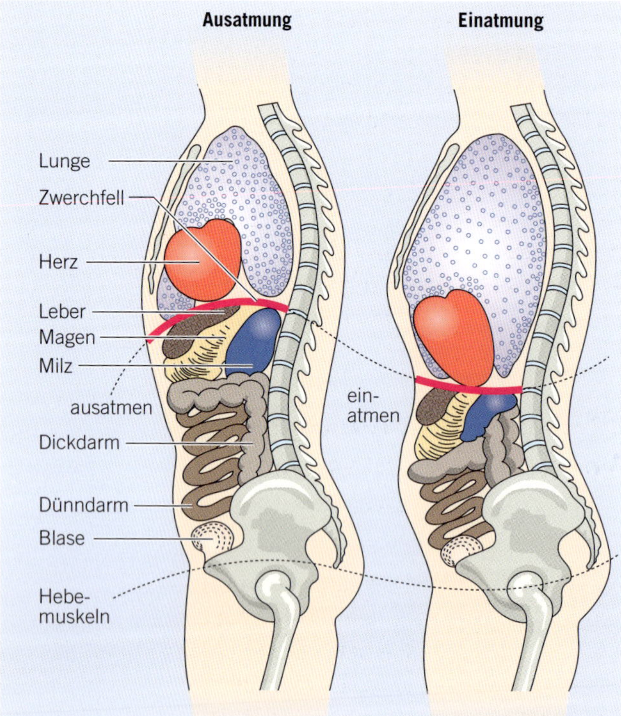

▲ **Zwerchfell und Beckenboden**

Ein Zwerchfelltiefstand, der keine tiefe Atmung zulässt, entsteht häufig durch eine Eingeweidesenkung und schlaffe Bauchwände. Dem Zwerchfell sollte durch kräftiges Muskelgewebe ein guter Widerstand entgegengesetzt werden. Der große Atemlehrer J. L. Schmitt wies darauf hin, dass durch Erschlaffen der Bauchdecken im Bauchraum und Eingeweidesenkung ein Sog entsteht, der das Zwerchfell in extreme Tiefen zieht. Das Problem dabei: Auch das Herz und der venöse Blutrückstrom werden durch den Zwerchfelltiefstand behindert. Denn die tiefe Zwerchfellatmung unterstützt den venösen Blutkreislauf und das Herz beträchtlich. Sogar erhöhter Blutdruck kann nach Dr. Tirala durch sie zur Norm zurückgeführt werden. Außerdem wies dieser Münchner Atemgelehrte schon in den dreißiger Jahren darauf hin, dass die Bauchwand- und die Beckenbodenmuskulatur sich infolge Nichtgebrauchs zurückbilden und schwach werden kann (atrophieren), wodurch sich in Becken und Bauchraum eine größere Menge von Blut stauen kann, ganz abgesehen davon, dass der Darm sich schwerer entleert. Das Entstehen einer Beckenthrombose oder von Beinödemen wird begünstigt.
Das Zwerchfell, unser wichtigster Atemmuskel, der zwischen Brustbein, der Innenseite der unteren sechs Rippen und der Lendenwirbelsäule quer verspannt ist, wird von der Speiseröhre, der Aorta, der unteren Hohlvene, von Nerven und Lymphgefäßen durchbohrt. Es wird auch als zweites venöses Herz bezeichnet und als Muskel im Dienst des Kreislaufs. Der Herzbeutel ist mit dem Zwerchfell verwachsen, sodass das Herz jede Bewegung des Atemmuskels mitmachen muss.
Bei tiefer Einatmung senkt sich die Zwerchfellkuppel ab, sodass sich die Lunge erweitern kann. Gleichzeitig werden die inneren Organe und die Baucheingeweide zusammengedrückt. Bauch und Beckenboden dehnen sich etwas aus.
Bei der Ausatmung steigt das Zwerchfell wieder nach oben, drückt die Lunge aus und befreit dadurch den Körper vom Abfallprodukt Kohlendioxid. Dadurch kann alles »vorher Gequetschte wieder auferstehen«, wie es Felix Riemkasten in seinem Atembuch schon 1957 ausdrückte. Die tiefe Atmung bedeutet für alle inneren Organe und das Herz eine kräftige Massage, die nicht nur gut tut, sondern auch

ihre jeweilige Arbeit unterstützt sowie stimuliert. Der Beckenboden bzw. das Beckenbodenzwerchfell zieht sich bei der Ausatmung zusammen. Durch seine willentliche Anspannung kann die Ausatmung gefördert werden, aber auch umgekehrt bei den Beckenbodenübungen die Ausatmung unterstützend wirken. Leider ist die tiefe Zwerchfellatmung bei uns Europäern häufig verkümmert. SCHMITT stellte fest, dass das Zwerchfell oft nur noch so dünn wie ein Goldplättchen ist. Wir haben uns zum großen Teil die gehaltlosere Brust- und Hochatmung angewöhnt. Schuld daran sind Bewegungsmangel, Haltungsschwäche, aber auch Stress. Wir leben in einer »atemlosen Zeit« und lassen uns kaum noch »Verschnaufpausen«. Auch der Atem hat sich dem angepasst: Er geht kurz, schnell, hastig und oft unrhythmisch. Atemübungen können uns helfen, wieder den natürlichen Atemrhythmus zu finden.

Grundatem- und Beckenbodenübung

Zunächst im Liegen mit angestellten Beinen, später auch im Sitzen und Stehen üben: Legen Sie beide Hände auf den Bauch unterhalb des Nabels. Dann langsam durch die Nase einatmen und darauf achten, ob der Bauch sich leicht ausdehnt. (Manche Menschen ziehen den Bauch beim Einatmen ein – dies nennt man dann »paradoxe Atmung«; sie kommt recht häufig bei uns vor, ist aber schädlich.) Auch im Beckenboden kann eine leichte Weite zu spüren sein. Dann langsam und lange durch den Mund ausatmen, z.B. auf »sch…« oder als ob man eine Kerze ausblasen wollte. Dabei erspüren, wie der Bauch sich senkt und auch der Beckenboden enger wird. Beim Ausatmen können Sie nun ganz bewusst die Beckenbodenmuskeln so kräftig wie möglich anspannen und nach innen ziehen. Auch die Bauchmuskeln dürfen dabei angespannt werden. 4- bis 5-mal wiederholen. Diese Übung sollte immer wieder ausgeführt werden – egal ob beim Kartoffelschälen, Lesen, am Schreibtisch oder beim Staubsaugen.

Spezielle Übungen gegen Vorfall oder Verlagerung der Unterleibsorgane

Frauen, die in jungen Jahren Übungen für den Beckenboden vernachlässigt haben, besonders nach einer Geburt (meistens mangels Aufklärung), müssen sich in späteren Jahren oft mit einer Verlagerung oder Senkung der Gebärmutter oder Blase »herumschlagen«. Noch vor einigen Jahren neigten die Mediziner zu schnellen operativen Eingriffen, doch das Operationsergebnis war in vielen Fällen nicht anhaltend.
Heute weiß man: Ein gezieltes Beckenbodentraining kann die Verlagerung oder

▼ **Grundatem- und Beckenbodenübung**

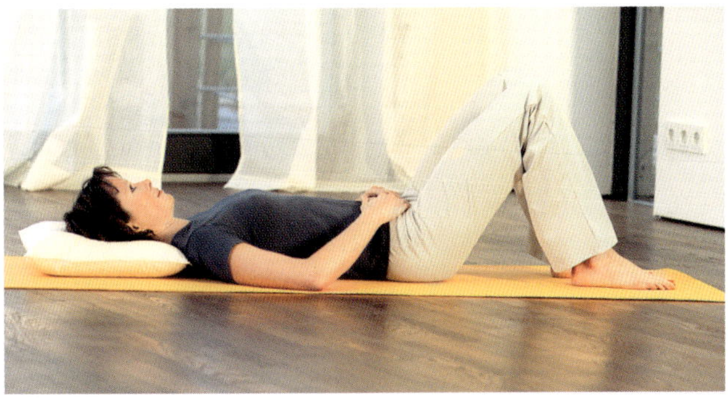

Das Training des Beckenbodens kann durch die Atmung bestens unterstützt werden.

Senkung bei konsequentem Training beheben. Sollte jedoch eine Operation unvermeidlich sein, kann das Operationsergebnis durch die Übungen gefestigt werden. Gerade dann ist es besonders wichtig, einen erneuten Rückfall zu vermeiden.

Spezielle Körperstellungen gegen einen Gebärmuttervorfall

Bestimmte Lagerungen, die man so oft wie möglich einnimmt, sorgen dafür, dass die Gebärmutter mitsamt der inneren Organe an ihren »alten Platz« in das Innere des Körpers rutscht. Dabei ist die Gebärmutter, genauso wie die unter ihr liegende Blase, nach vorne geknickt. Gleichzeitig wird dafür gesorgt, dass der Beckenboden, auf den im Sitzen und Stehen ein starker Druck ausgeübt wird, Entlastung erfährt. Die überdehnten Uterusbänder werden dabei gestrafft, sodass die Gebärmutter in der gewünschten Lage gehalten werden kann.
Bei diesen Körperstellungen wird das Becken höher gelagert als der Kopf. Dabei kann viel erreicht werden – der Atem unterstützt in beträchtlichem Maße die Rückverlagerung der Unterleibsorgane, indem ein Sog auf diese ausgeübt wird. Günstige Lagerungen gegen eine Gebärmutter- oder Blasensenkung finden Sie im Übungsteil in folgenden Programmen (die erste Zahl steht für das Übungsprogramm, die zweite für die entsprechende Übung): 1/4, 2/2, 2/3, 2/4, 2/5, 4/4, 4/5, 5/3, 9/4, 10/1, 10/4, 10/5, 10/6. Die Übungen 2/4, 4/5 und 5/3 sind besonders geeignet; bei Übung 4/5 sollten Sie eine dicke Decke verwenden.

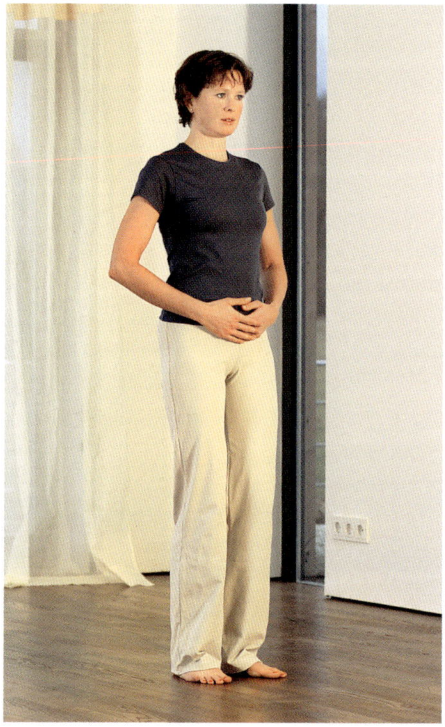

TIPP

Während Sie eine bestimmte Lagerung einnehmen, bei der das Becken meistens höher liegt als der Kopf, lassen Sie den Atem einfach gelöst fließen. Sanfte Hintergrundmusik hilft Ihnen vielleicht, besser zu entspannen.
Sie können sich währenddessen auch ganz bewusst auf den Atem zum Bauch- und Beckenboden hin konzentrieren. Vielleicht können Sie auch schon wahrnehmen, wie die Eingeweide und inneren Organe in der eingenommenen Stellung tiefer in den Körper gezogen werden und der Druck vom Beckenboden weicht.

Wahrnehmung des Beckenbodens

Kennenlernen des Beckens

Obwohl das Becken in seiner Gesamtheit das Zentrum unseres Körpers bildet, Ober- und Unterkörper miteinander verbindet, nehmen wir es nur selten bewusst wahr, können uns seine Form nur selten genau vorstellen. Schauen Sie sich deshalb zuerst die unten stehende Abbildung an.
Das Becken der Frau ist Teil ihrer Weiblichkeit; hier erlebt sie Schwangerschaft, Geburt, aber auch zyklische Erfahrungen (Menstruation, Klimakterium) und die Sexualität. Ein positives, bewusstes Verhältnis kommt deshalb jeder Frau zugute. Aber auch beim Mann wird das Becken als Teil seiner Männlichkeit angesehen – die Sexualorgane und die Prostata sind Teil dieses Körperzentrums.
Das Becken stellt einen geschlossenen, aber nicht völlig starren Knochenring dar. Es wird von drei Knochen gebildet: den beiden bogenförmigen Hüftbeinen und dem hinten liegenden Kreuzbein. Das Becken wirkt wie ein Balancegestell, das das Gewicht des Oberkörpers vor allem im Kreuzbeinbereich (Kreuzbein-Darmbein-Gelenke) aufnimmt und es über die Hüftgelenke an die Beine überträgt. Denn der Beckenknochen stellt eine feste, jedoch nicht starre, sondern ausbalancierende Verbindung zwischen Rumpf und Beinen dar.
Man könnte dieses ausgleichende System mit einem Wippbrett vergleichen, das oben (am Kreuzbein) etwas höher steht als unten (an den Hüftgelenken).
Diese Vorstellung hilft uns, den Balanceakt des Beckens zu begreifen. Während die Hüftgelenke die Verbindung des Beckens zu den Oberschenkeln darstellen, ragt die Wirbelsäule vom Kreuzbein ausgehend sich empor. Es wird deutlich, wie die verschiedenen Körperteile zusammenarbeiten und sich gegenseitig beeinflussen. An allen Beckenbewegungen sind immer auch die Hüftgelenke und die Lendenwirbelsäule beteiligt. Und die Bewegung setzt sich bis zur Halswirbelsäule und bis zu den Füßen hin fort.
Das Balancegestell des Beckens wird durch besonders starke Bänder sowie Rücken-, Becken- und Beinmuskeln im Gleichgewicht gehalten. Um einseitige

Das Becken

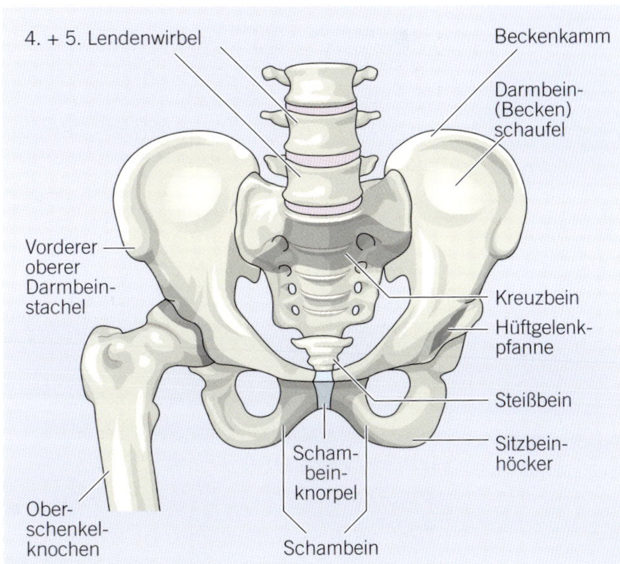

Belastungen und Abnutzungen zu vermeiden, sollten Sie deshalb immer darauf achten, das Becken möglichst gerade, also lotrecht zu halten und gleichmäßig zu belasten. Nur wenn die Beckenhaltung gerade und harmonisch, also im Gleichgewicht ist, drückt das Gewicht des Eingeweideblocks nicht voll auf den Beckenboden, sondern wird auf die knöchernen Anteile des Beckens übertragen.
Der Druck lastet also bei einer straffen Bauchdecke auf den Schambeinen und der Schambeinfuge, nicht auf dem Beckenboden. Daran wird deutlich, wie wichtig die Stellung des Beckens und der Spannungszustand der Bauchmuskulatur auch für den Beckenboden sind.

Wahrnehmungsübung

Erforschen und ertasten Sie Ihr Becken: Nachdem Sie die Abbildung des Beckens von Seite 21 noch einmal angeschaut haben, ertasten Sie im Stand mit den Händen diesen ganzen Knochengürtel und nehmen seine Form, Erhöhungen, Ränder genau wahr (Abb. links). Beginnen Sie mit beiden Händen an den rechten und linken Vorderen oberen Darmbeinstacheln, die sehr gut fühlbar sind. Erfühlen Sie die hervorstehenden Knochen bewusst. Lassen Sie dann die Finger schräg nach vorn bis zum Schambein gleiten. Dazwischen liegt das Hüftgelenk; Sie können es vielleicht erspüren, wenn

Wahrnehmungsübungen

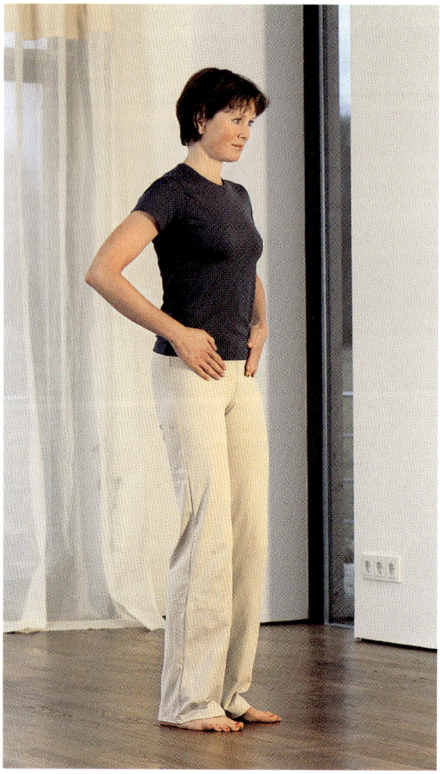

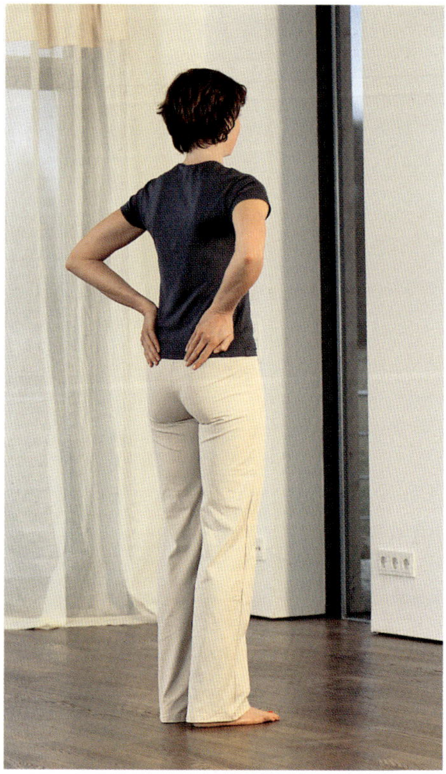

Sie das Bein bewegen, z.B. das Knie vorne hochziehen und dann nach hinten führen. Wenn Sie dann mit den Händen noch etwas weiter nach hinten wandern, können Sie die Sitzbeinhöcker spüren. Legen Sie dann wieder die Finger an die Darmbeinstacheln und ertasten Sie den dicken Rand des Beckenkamms. Tasten Sie sich von dort nach hinten zum Kreuzbein (Abb. S. 22 rechts). Nehmen Sie die Form der keilförmigen, sich nach unten zuspitzenden Knochenplatte wahr und fahren Sie sie einige Male ab. Gleiten Sie dann auch noch ein wenig tiefer bis zum Steißbein.
Erspüren Sie nochmals ganz unten die Sitzbeinhöcker (Abb. S. 24 links). Stellen Sie sich vor, wie beide auf einer Linie liegen, und erfühlen Sie, dass das Kreuzbein höher liegt als das Schambein. Beachten Sie, dass die Darmbeinstacheln und das Schambein auf einer senkrechten Linie liegen, wenn Sie das Becken lotgerecht halten.

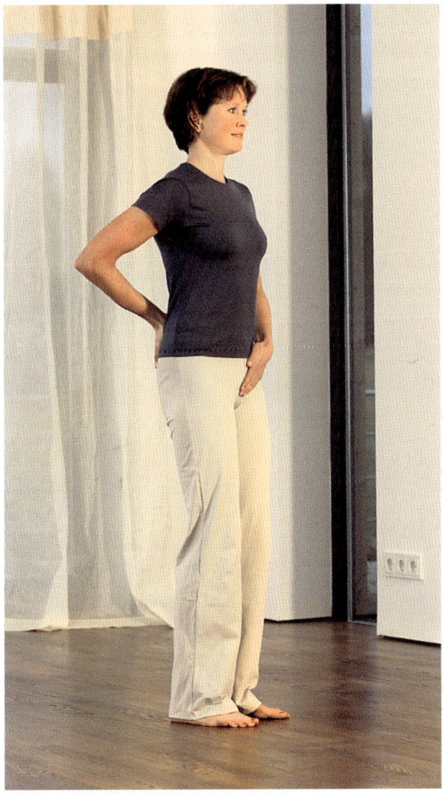

◄ 1. Übung

Kennenlernen des Beckenbodens

Wahrnehmungsübungen

1. Übung

■ Im Stand beugen Sie leicht die Knie. Legen Sie die Finger einer Hand vorne auf das Schambein und die Finger der anderen Hand hinten an das Steißbein. Stellen Sie sich vor, wie sich dazwischen Ihre Beckenbodenmuskulatur wie eine Hängematte spannt.

2. Übung

■ Setzen Sie sich auf einen Stuhl und legen Sie Ihre Hände unter die Sitzbeinhöcker. Wenn Sie sie nicht gleich finden, rutschen Sie ein wenig mit dem Po hin und her. Dann bleiben Sie mit Ihren Sitzknochen genau auf den Händen sitzen. Merken Sie, dass man nur aufrecht sitzen kann, wenn man auf den Sitzknochen sitzt?
■ Drehen Sie das Becken einmal zurück, sodass Sie fast auf dem Steißbein sitzen – diese Haltung erkennen Sie sicher als häufige Alltagshaltung –, und nehmen Sie wahr, wie Ihr Rücken dabei rund wird.

2. Übung

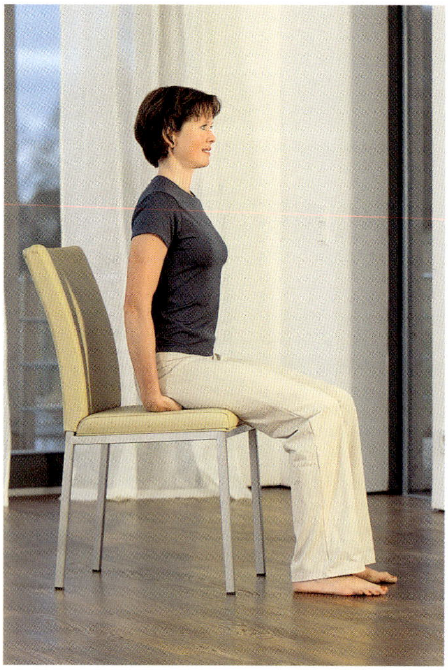

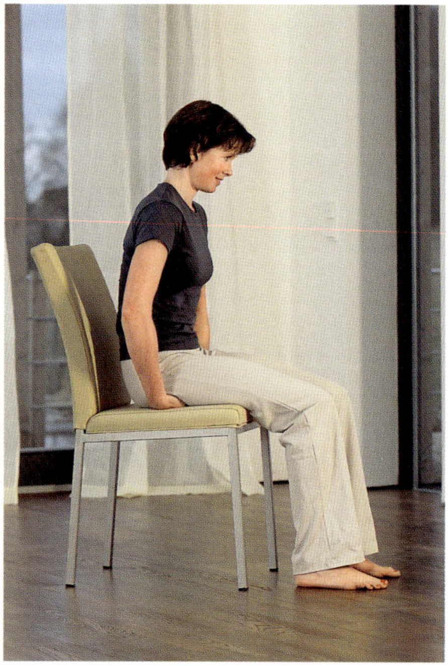

■ Setzen Sie sich jetzt wieder bewusst auf die Sitzbeinhöcker und nehmen Sie wieder die aufgerichtete Haltung ein. Auf diese Art und Weise können Sie eine gesunde Rücken- und auch Beckenbodenhaltung aufbauen.
Konzentrieren Sie sich nun auf den Raum zwischen Ihren Sitzbeinknochen. Versuchen Sie seine Breite und Weite wahrzunehmen. Dazwischen, etwas höher, breitet sich Ihr Beckenboden aus. Stellen Sie ihn sich genau vor.

3. Übung: Haltung

■ Nehmen Sie im Stand ein Stück Seil oder einen festen Bademantelgürtel in beide Hände. Legen Sie die Hände wieder an Steiß- und Schambein und spannen Sie den Gürtel dazwischen; das übrige Ende lassen Sie einfach hinten nach unten hängen. Machen Sie nun bewusst ein Hohlkreuz und nehmen Sie wahr, wie dabei das Steißbein nach hinten hochgezogen wird. In dieser Position sind der Beckenboden und die Bauchmuskulatur gedehnt, lasch, kraftlos, schwach.
■ Versuchen Sie, das Steißbein in Ihrer Vorstellung zwischen den Beinen durch nach vorne zu ziehen. Beachten Sie dabei, wie der Gürtel und der Beckenboden ihre Lage verändern und parallel zum Boden gespannt sind. In dieser Stellung können die Beckenbodenmuskeln besser angespannt werden.

Ein guter Beckenboden- und Bauchmuskulaturtonus (Grundspannung) setzt eine gerade, aufrechte Haltung voraus.

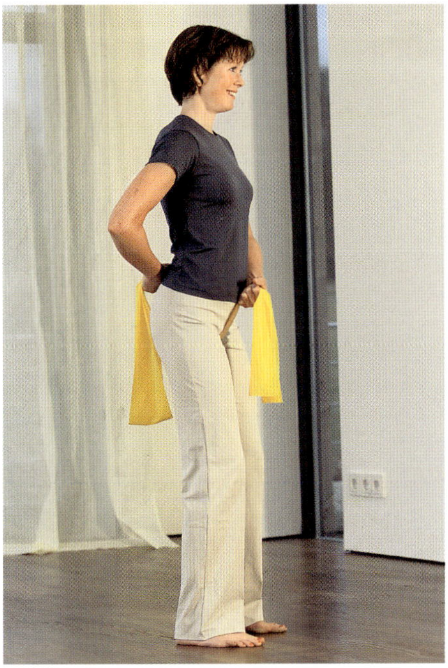

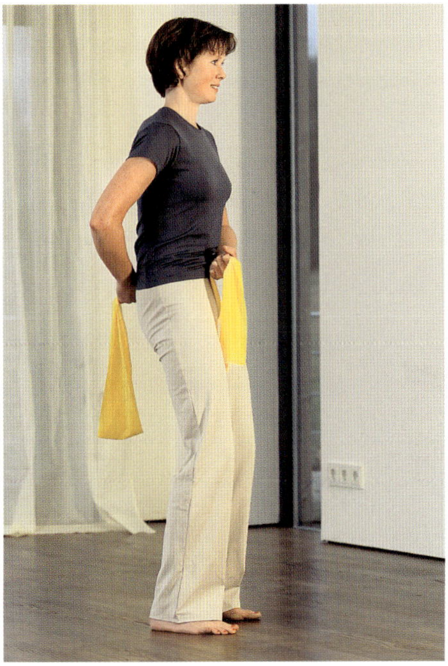

3. Übung

4. Übung

■ Wiederholen Sie die Übung von oben, mit oder ohne Gürtel. Stellen Sie sich dabei den Beckenboden als Boden einer Schüssel vor, die mit Wasser gefüllt ist. Was fällt Ihnen dabei auf?
Vielleicht haben Sie sich vorgestellt, dass, wenn Sie das Becken zurückkippen, also ein Hohlkreuz machen, die Schüssel Wasser ausgeleert werden würde. Beim Geradestellen des Beckens bzw. Vorschieben des Steißbeins würde das Wasser gut verteilt in der in etwa waagerecht platzierten Schüssel ruhen. Diese Übung schärft nicht nur die Wahrnehmung für das Becken und den Beckenboden und bringt beide in eine optimale Stellung, sondern sie sorgt auch für eine gute, aufrechte Haltung.

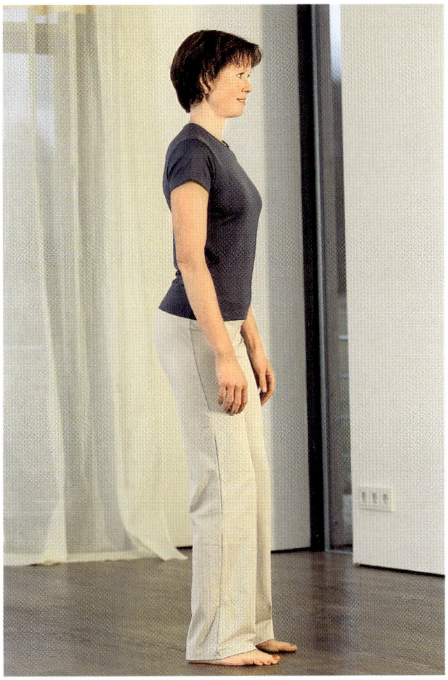

4. Übung

4. Übung

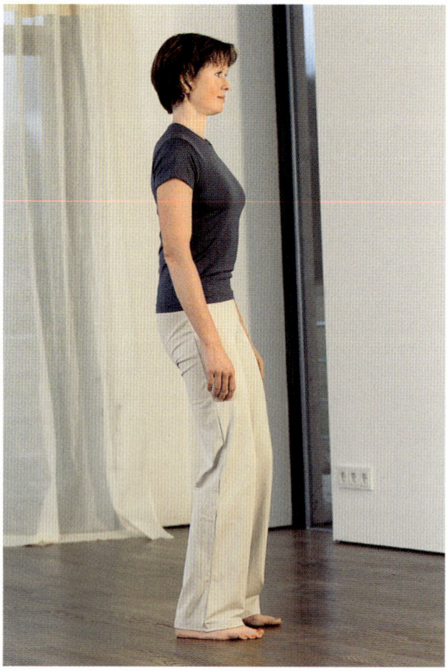

5. Übung: Wahrnehmung des Beckenbodens durch einen Gegendruck

Ein Druck gegen die Beckenbodenmuskulatur hilft, diesen verborgenen Bereich besser zu lokalisieren und wahrzunehmen.

- Legen Sie einen Stab längs auf einen Hocker oder Stuhl – es kann auch ein (Spazier-)Stock oder Besenstiel sein – und umwickeln Sie ihn in der Mitte mit einigen Handtüchern, sodass Sie ihn als Gegendruck zwar gut fühlen, aber doch einigermaßen angenehm darauf sitzen können. Setzen Sie sich nun aufrecht auf den Stab, sodass dieser zwischen den Beinen liegt.
- Verlagern Sie das Gewicht nun etwas nach vorne, sodass Sie den Druck etwa unter ihrer Scheide spüren. Versuchen Sie nun die dort gelegene Scheidenmuskulatur fest anzuspannen, indem Sie in Ihrer Vorstellung versuchen, den Stab mit den Schamlippen zu umgreifen und nach oben zu ziehen. Spüren Sie die hebende und nach vorne ziehende Wirkung der Muskelübung?
Die Spannung mindestens 10 Sekunden anhalten, dann locker lassen.
Und nicht vergessen: Dabei weiteratmen oder bei der Anspannung ausatmen.
4- bis 6-mal wiederholen.
- Verlagern Sie Ihr Gewicht nun mehr nach hinten, sodass Sie den Druck des Stabes jetzt unter Ihrem After spüren. Versuchen Sie dann, die Muskulatur in diesem Bereich anzuspannen, indem Sie sich vorstellen, den Stab mit beiden Pobacken festzuhalten und dann hochzuziehen. Die Spannung mindestens 10 Sekunden halten, dann langsam, Stück für Stück, loslassen. Dabei fällt Ihnen sicher auf, dass das langsame Loslassen schwerer fällt als das schnelle.
4- bis 6-mal wiederholen.
- Wie eben, jedoch zuerst sich darauf konzentrieren, beide Sitzbeinstacheln zueinander zu ziehen, dann den Aftermuskel anspannen und versuchen, immer höher zu ziehen. 4- bis 6-mal wiederholen. Spüren Sie nach, inwieweit Ihr Muskelgefühl sich bereits verändert hat.

Viele Beckenbodenübungen werden von den Bauch-, Gesäß- und Adduktorenmuskeln unterstützt bzw. begleitet. Jedoch ist es trotzdem sinnvoll, zunächst die Beckenbodenmuskulatur isoliert anspannen und auch entspannen zu lernen. Denn das fördert das Muskelgefühl und die Fähigkeit zur feinen Muskelkoor-

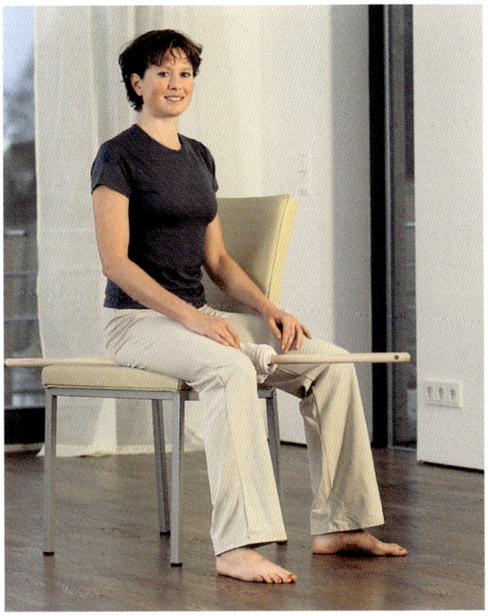

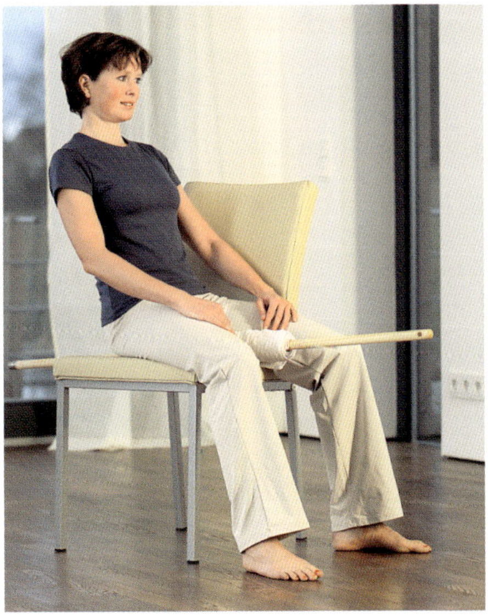

5. Übung

dination. Diese ist auch dann wichtig, wenn eine geschwächte Beckenbodenmuskulatur bewusst in andere Bewegungsmuster einbezogen werden soll, z. B. beim Niesen oder Heben.

Ist das Gefühl für die Beckenbodenmuskulatur vorhanden, kann sie zusammen mit der Bauchmuskulatur in allen Alltagshaltungen und -handlungen ein gutes »Muskelkorsett« bilden, denn beide Muskelgruppen arbeiten zusammen. Die Bauchmuskulatur sollte nie ohne die Beckenbodenmuskeln angespannt werden, weil durch die Bauchpresse immer ein vermehrter Druck auf den Beckenboden ausgeübt wird.

Wahrnehmungsübungen im Alltag

- Versuchen Sie, wenn Sie auf der Toilette sind, den Harnstrahl plötzlich anzuhalten. So wird sich bald ein Gefühl bzw. Gespür für die Scheidenmuskulatur einstellen.
- Später reicht die Vorstellung, den Harnstrahl anhalten zu wollen, um das Gefühl für den Scheidenmuskel zu sensibilisieren.
- Sie können auch einen Tampon oder ein Wattestäbchen in die Scheide einführen und bewusst festhalten und umklammern. Später intensivieren Sie die Übung und versuchen, das Herausziehen mithilfe der Scheidenmuskulatur zu verhindern.
- Den Afterschließmuskel können Sie erspüren lernen, indem Sie versuchen, den Stuhl (oder Gase) bewusst zurückzuhalten; später reicht die Vorstellung.
- Den Queren Dammmuskel erspüren Sie auf folgende Art am besten: Im Sitzen beide Hände unter die Sitzbeinhöcker legen, dann beide Sitzbeinstacheln zusammen schieben. Später geben Sie mit den Händen etwas Widerstand.

Übungsprogramme für den Beckenboden

Grundsätzliches zu den Übungen

- Am besten 10 bis 15 Minuten täglich üben.
- Die effektivsten Übungen sind Anspannungs-Entspannungs-Übungen **(isometrische Übungen)**.

– Ein Richtwert dabei: Die Spannung sollte etwa 6 bis 10 Sekunden gehalten werden. Dies kann jedoch, je nach individuellem Empfinden, im Laufe der Übungsprogramme gesteigert werden.
– Deshalb gilt grundsätzlich: Spannen Sie so kräftig an, wie es Ihnen möglich ist.
– Halten Sie die Anspannung so lange, wie Sie können.
– Dabei unbedingt den Atem weiter fließen lassen und nicht anhalten.
– Die anschließende Entspannungsphase sollte etwa doppelt so lang sein wie die Anspannungsphase. Sie ist ebenso wichtig, denn in ihr regeneriert sich der Muskel und baut sich auf. Sauerstoff und Nährstoffe können dem Muskel jetzt wieder genügend zufließen.
– Die Erholungsphase ist äußerst wichtig, damit sich der Muskel nicht verspannt.
– Ausschließliche Muskelanspannung würde den Muskel nur verspannen, anstatt auf gesunde Weise aufbauen.
– Sie können auch während der Anspannungsphase ausatmen.
– Die Ausatmung unterstützt dabei die Muskelanspannung und somit die Kräftigung des Beckenbodenmuskels.
– Außerdem verhindert die Konzentration auf die Ausatmung das oft unbewusste Anhalten des Atems.

- Ganz wichtig: Achten Sie bei allen Übungen immer auf einen gelösten Atem. Der Atem kann die Übung bestens unterstützen, jedoch wenn er angehalten wird, auch behindern.
- Auch sehr wichtig: Beachten Sie bei allen Bauchmuskelübungen, dass der Nabel nicht herausgestülpt wird. Die Vorstellung, den Bauch von allen Seiten zur Mitte und den Nabel in Richtung Lendenwirbelsäule hin zu ziehen, hilft Ihnen dabei.

TIPP

Bei allen Übungen in der Rückenlage, auch wenn die Unterschenkel auf einem Hocker oder Pezziball liegen, kann eine zusammengerollte Decke oder ein Sitzkeil unter das Becken gelegt werden. Dadurch wird es etwas angehoben, der Beckenboden wird völlig entlastet und ist leichter erfühlbar bzw. trainierbar. Außerdem fließt das venöse Blut besser zurück. Schwaches Bindegewebe und ein lascher Beckenboden führen oft dazu, dass das Blut in den Beinen oder im unteren Beckenbereich versackt. Übungen, bei denen das Becken erhöht ist, dienen auch dem venösen Blutkreislauf und wirken der Thrombosegefahr entgegen.

2. Übung

1. Übungsprogramm

Sie benötigen einen Stab oder Besenstiel, einen Hocker oder Stuhl, einige Handtücher, eine leere Flasche, eine zusammengerollte Decke und evtl. einen Sitzball.

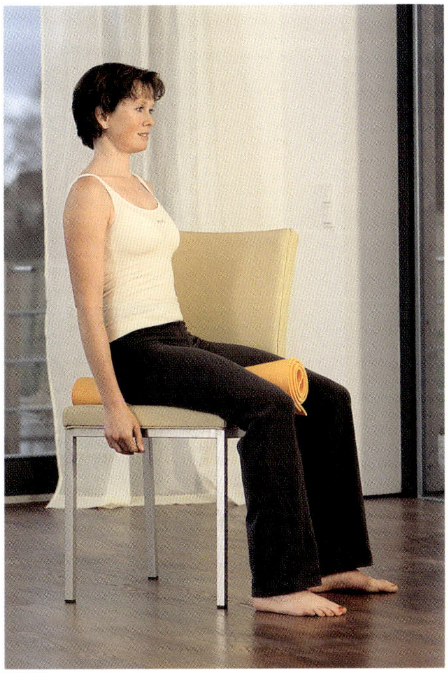

1. Übung

■ Umwickeln Sie den Stab in seiner Mitte mit einigen Handtüchern und legen Sie ihn quer über einen Hocker. Sitzen Sie genau mit den Sitzbeinstacheln (die Sie schon mit den Händen erfühlt haben) auf dem Stab. Beachten Sie dabei die aufrechte Haltung. Stellen Sie sich vor, wie zwischen den Sitzbeinstacheln der Quere Dammmuskel liegt. Versuchen Sie nun, kräftig die Knochen zueinander zu ziehen. Spüren Sie die Anspannung und halten Sie sie mindestens 10 Sekunden. Währenddessen unbedingt regelmäßig weiteratmen, was anfangs nicht ganz einfach ist, aber immer besser gelingen wird. Dann locker lassen und nachspüren.

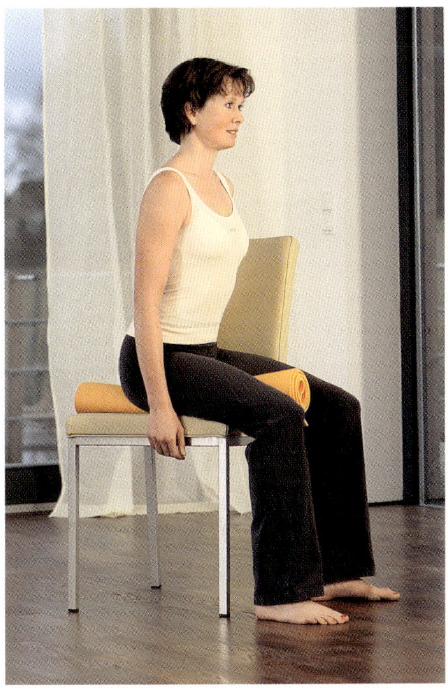

2. Übung

■ Umwickeln Sie eine Flasche mit einem Handtuch, legen Sie sie auf einen Hocker oder Stuhl und setzen Sie sich rittlings darauf. Sie können sich statt dessen auch auf eine fest zusammengerollte Decke setzen. Verlagern Sie das Gewicht nun einmal mehr nach hinten und spannen Sie die hintere Beckenbodenmuskulatur an. Dann locker lassen und das Gewicht mehr nach vorne verlagern, die vordere Muskulatur anspannen und bewusst wahrnehmen, wieder locker lassen. Schließlich wie vorher aufrecht und gerade sitzen und die Sitzbeinstacheln zueinander ziehen, locker lassen.

3. Übung

- In der Rückenlage beide Beine aufstellen, dann das Becken hochdrücken, sodass von den Knien bis zu den Schultern etwa eine gerade Linie besteht. Legen Sie nun eine Hand von vorne, die andere von hinten an den Beckenboden, sodass sich die Mittelfinger etwa in der Mitte treffen. Geben Sie zunächst mit der vorderen Hand etwas Druck auf den Beckenboden und spannen Sie dort kräftig an, dann locker lassen. Anschließend mit der hinteren Hand mehr Druck geben und dort anspannen, nach 10 oder mehr Sekunden auch hier locker lassen. Gelöst zurücklegen und entspannen, nachspüren.
- Wie vorher, aber nach der hinteren Anspannung versuchen Sie, als dritte Anspannung auch noch die Sitzbeinstacheln zueinander zu ziehen.
- Atmen Sie aus und versuchen Sie, den gesamten Beckenboden kräftig nach

▶▼
3. Übung

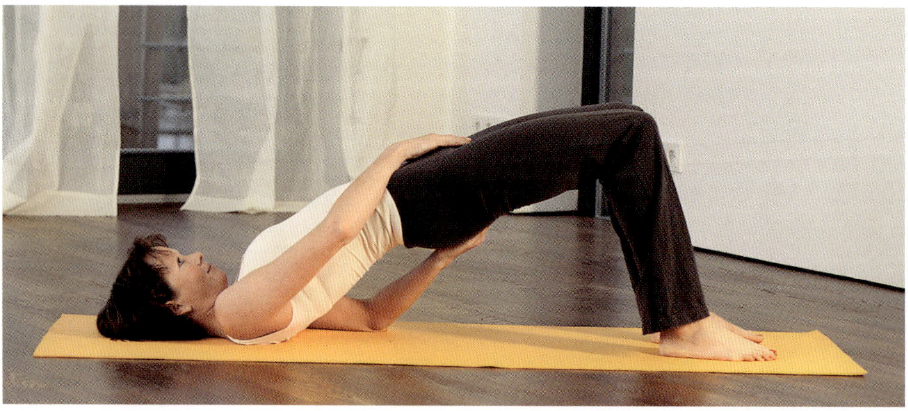

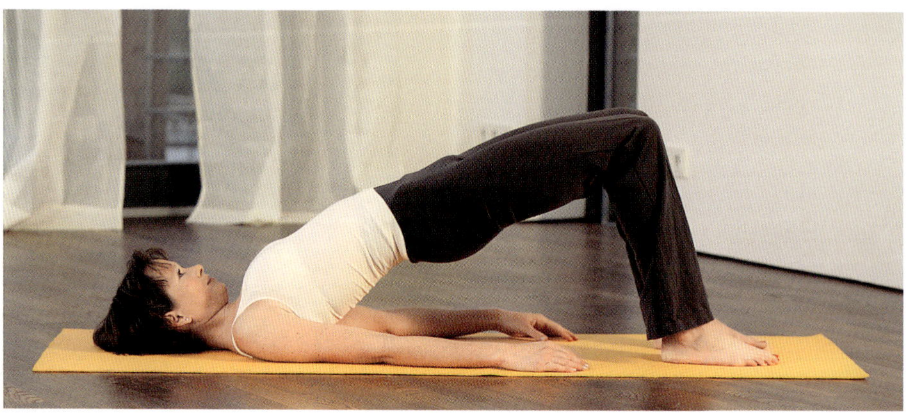

innen zu saugen. Denken Sie auch daran, den U-Muskel nach vorne zu ziehen mit der Vorstellung, das Schambein zur Nasenspitze hochziehen zu wollen. Halten Sie die Spannung so lange wie möglich – wenn Sie meinen, es geht nicht mehr, versuchen Sie zuerst einmal, noch etwas höher zu ziehen, dann bauen Sie die Spannung langsam ab und legen schließlich den Rücken gelöst zurück. Entspannen.

4. Übung

Nach dieser Anstrengung haben Sie und natürlich Ihr Beckenboden eine Pause verdient.

- Legen Sie ein zusammengerolltes Handtuch oder eine zusammengerollte Decke unter Ihr Becken und lagern Sie Ihre Unterschenkel auf einen Stuhl, einen Hocker oder den Sitzball. Spüren Sie, wie der gesamte Druck vom Beckenboden verschwindet. Dies ist eine sehr angenehme Entlastungsstellung für den oft so »traktierten« Beckenboden, muss er doch im Stehen und Sitzen immer die ganze Last der inneren Organe und der Eingeweide tragen. Genießen Sie diese Entlastung, die auch den Kreuzbeingelenken und der Lendenwirbelsäule gut tut. Atmen Sie bewusst zum Beckenboden hin ein und aus und betonen Sie die gelöste Ausatmung.

TIPP

Noch besser und effektiver sowie gegen Senkungen der Gebärmutter und der Blase noch wirkungsvoller ist, wenn Sie unter das Becken nicht nur ein zusammengerolltes Handtuch, sondern eine zusammengerollte Decke oder 3 bis 4 kleine Kissen legen, sodass das Becken noch höher liegt.

5. Übung

Gleiche Ausgangsstellung wie vorher. Das Becken ist mit einer zusammenge-

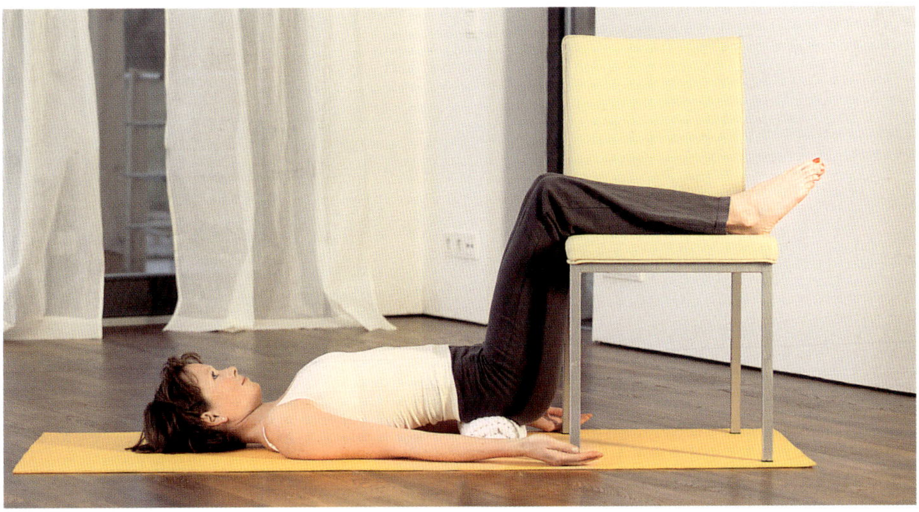

◄ 4. Übung

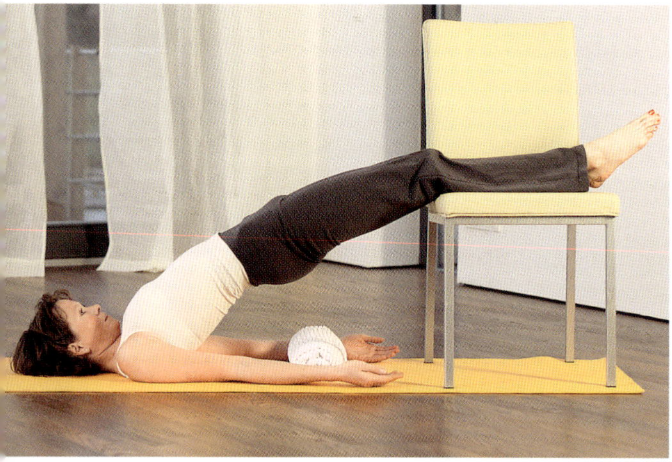

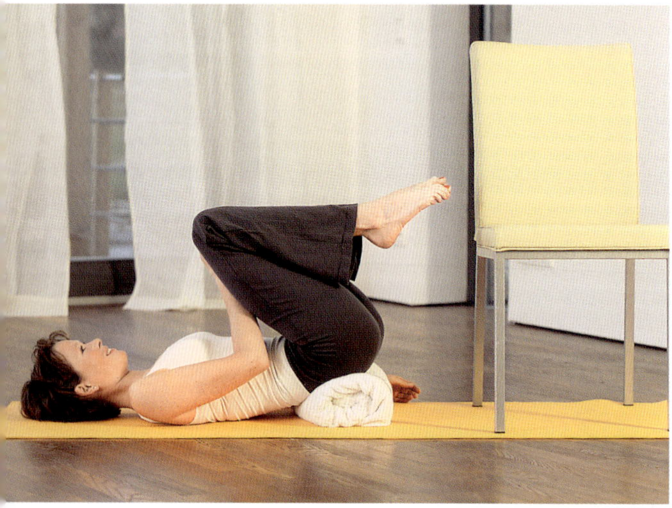

▲
Oben:
5. Übung Variation

Unten:
6. Übung

rollten Decke unterlagert und die Unterschenkel liegen bequem auf einem Hocker oder Stuhl.

■ Atmen Sie zuerst ganz bewusst in den Beckenboden hin ein und aus. Erspüren Sie, wie der Bauch und der Beckenboden beim Einatmen eher weiter und beim Ausatmen wieder enger werden. Üben Sie 2 bis 5 Minuten. Erspüren Sie währenddessen auch, dass die inneren Organe in den Körper hineinsinken und der Beckenboden von Druck befreit wird.
Dann spannen Sie die Bauch- und Beckenbodenmuskeln beim Ausatmen kräftig an und ziehen sie nach innen. Beim Einatmen wieder locker lassen.

■ Variation: Wie oben, jedoch dieses Mal das Becken so hoch wie möglich anheben. Zuerst einige Male zum Beckenboden hin atmen, dann beim Ausatmen den Beckenboden kräftig anspannen und nach innen ziehen. Beachten sie dabei, dass in dieser Haltung der hintere Beckenbodenmuskel mehr aktiviert wird.

6. Übung

■ Bei gleicher Ausgangsstellung wie oben legen Sie sich wieder auf den Rücken und legen die Unterschenkel auf einen Hocker. Unterlagern Sie das Becken mit einer dicken Decke oder mehreren Kissen. Ziehen Sie die Knie jetzt so weit zu sich ran, dass Sie eine Hand zwischen die Knie legen können. Klemmen Sie die Hand mit den Knien fest. Versuchen Sie dann die Hand beim Ausatmen zwischen den Knien herauszuziehen und spannen Sie dabei den Beckenboden kräftig an.
Die Spannung so lange halten wie Sie ausatmen können. Dann die Beine und den Arm entspannt ablegen und einen Moment nachspüren. Dann die Knie wieder herziehen und die andere Hand dazwischen legen. Bei dem Versuch, die Hand wieder herauszuziehen, spannen Sie den Beckenboden so kräftig wie nur möglich an.

2. Übungsprogramm

In diesem Übungsprogramm stelle ich Ihnen eine der wichtigsten, effektvollsten Übungen vor. Sie kann in den verschiedensten Ausgangsstellungen durchgeführt und vor allem überall im Alltag wiederholt werden, da sie »unsichtbar« ist – beim Telefonieren, im Auto, ja sogar am Arbeitsplatz.
Sie benötigen eine Decke, einen Stuhl oder besser einen Sitzball und evtl. einige Kissen. Die Übung beginnt in der entlastenden Ausgangsstellung der 5. Übung aus dem 1. Übungsprogramm.

1. Übung: Aufzugübung

■ In der Rückenlage eine zusammengerollte Decke unter das Becken legen und die Unterschenkel auf einen Hocker oder wenn möglich Sitzball lagern. Nun heben Sie das Becken nur im vorderen Teil ein wenig an, indem Sie sich vorstellen, das Steißbein in Richtung Decke ziehen zu wollen. Der Rücken bleibt fest auf dem Boden liegen. Sie spüren sicher gleich, wie alle Eingeweide in den Körper hineingezogen werden. Spannen Sie den gesamten Beckenboden ganz bewusst an. Ziehen Sie in Ihrer Vorstellung das Steißbein nach vorne in Richtung Schambein und saugen Sie alle Beckenbodenmuskeln tief in sich hinein. Stellen Sie sich dabei ein Hochhaus vor mit vielen Stockwerken: Sie saugen den Beckenboden bis in den ersten Stock, in den zweiten, dritten, vierten, fünften Stock… Gelingt es Ihnen auch noch, ihn in den sechsten oder sogar siebten Stock zu ziehen? Je häufiger Sie diese Übung machen, umso »höher« werden Sie kommen.
Und vergessen Sie nicht: Alle anderen Muskeln – besonders auch die Gesichtsmuskeln – bleiben locker und entspannt. Der Atem fließt weich und rhythmisch – vielleicht nicht bereits während Ihrer ersten Übungsphasen, aber mit der Zeit gelingt auch dies immer mehr.
Zum Schluss das Becken wieder ganz ablegen und den Rücken schwer ruhen lassen und entspannt der Übung nachspüren. Sie können dabei, falls Sie die

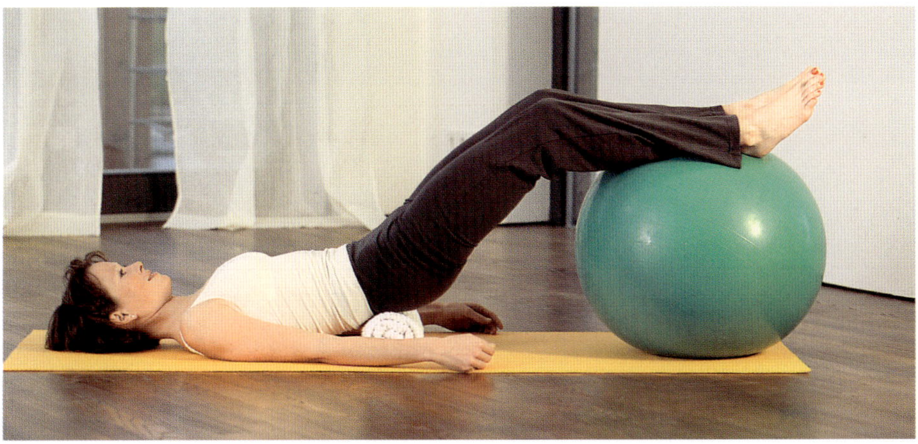

◀ 1. Übung

Beine auf einem Sitzball abgelegt haben, mit den Unterschenkeln den Ball leicht nach rechts und links rollen. Dies ist sehr entspannend.

2. Übung: Aufzugübung

Oben:
2. Übung

Unten:
Variation

Eine andere, ebenfalls sehr angenehme und beckenbodenentlastende Ausgangsstellung:

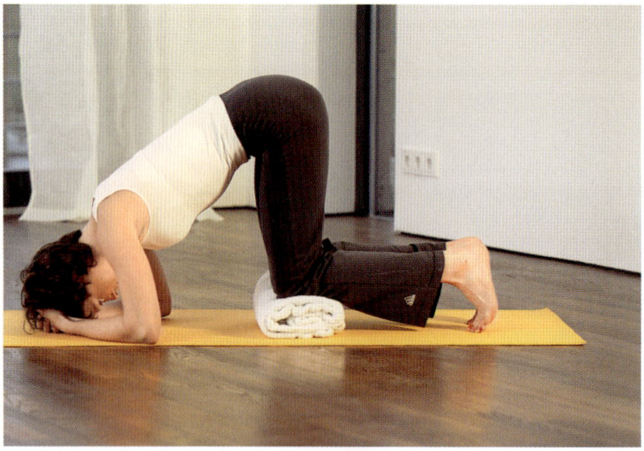

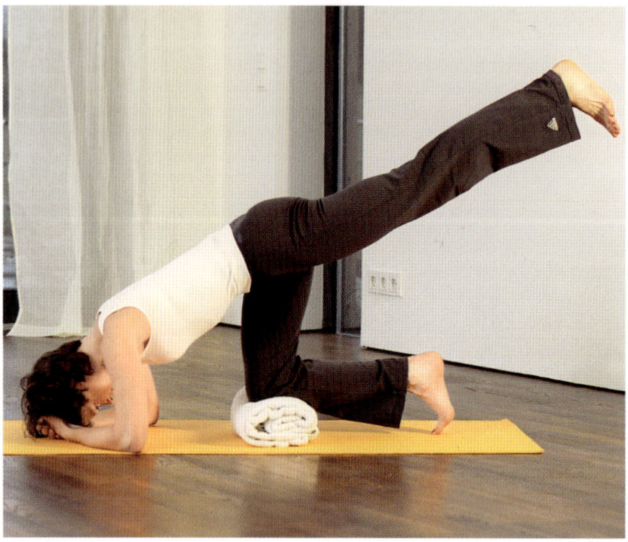

- Knien Sie sich auf die zusammengerollte Decke und stützen Sie den Oberkörper auf die Unterarme auf. Den Hinterkopf können Sie in die aufeinander liegenden Handteller legen. Spannen Sie jetzt beim Ausatmen den Beckenboden kräftig an und machen Sie die Aufzugübung wie vorher. Nach der stockwerkartigen Anspannung lassen Sie dann die Spannung nicht abrupt, sondern stufenweise los – das ist natürlich um einiges schwieriger. Danach in einer bequemen Lage entspannen.
- Variation: Aus der vorher beschriebenen Stellung strecken Sie ein Bein, sodass dieses in der Verlängerung des Rückens gehalten wird. Den Fuß dabei anbeugen, die Fußspitze zeigt nach unten. Wichtig: Der gesamte Körper befindet sich von der Ferse bis zum Hinterkopf in einer Linie. Achten Sie darauf, dass Sie den Kopf nicht nach oben abknicken. Spannen Sie beim Ausatmen den Beckenboden wieder kräftig an. Zum Entspannen stellen Sie das Bein wieder auf. Dabei gelöst einatmen. Im Wechsel mit dem anderen Bein üben.
- Noch intensiver: Aus obiger Stellung heraus das gestreckte Bein ein wenig auf und ab wippen. Die Bewegung sollte nur ganz minimal sein. Den Beckenboden dabei anspannen.

3. Übung: Aufzugübung

Eine sehr intensive, effektive Übung:

- Ausgangsstellung wie oben, die Zehen aufstellen. Dann Bauch und Beckenboden gut anspannen und die Knie ein klein wenig (etwa 10 cm) anheben, dabei langsam und so lange wie möglich ausatmen. Anschließend die Knie gelöst absetzen und den Atem einströmen lassen.

- Variation 1: Wie vorher, aber wenn die Knie leicht angehoben sind, abwechselnd den rechten und linken Fuß etwas anheben.

Währenddessen die Beckenbodenspannung anheben.

- Variation 2: Die Knie ganz hoch anheben, bis die Beine fast durchgestreckt, jedoch nicht überstreckt sind, sodass der ganze Körper einen »Tunnel« bildet. Achten Sie darauf, dass sich der Kopf zwischen den Oberarmen befindet; der Hinterkopf darf auf den Händen ruhen. Atmen Sie in dieser »Umkehrstellung« zuerst ganz normal ein und aus und spüren Sie die Entlastung des Unterleibs und des Beckenbodens. Dann die Knie senken und nachspüren.

Anschließend beim Ausatmen die Knie wieder anheben, den Beckenboden kräftig anspannen und die Spannung so lange halten bis Sie vollkommen ausgeatmet haben. Danach die Knie wieder absetzen und den Atem gelöst einströmen lassen.

4. Übung: Aufzugübung

Auch eine sehr angenehme Ausgangsstellung für Rücken und Beckenboden (auch bei Kreuzschmerzen sehr hilfreich):

- Legen Sie sich entweder über einen Stuhl, auf den Sie weiche Decken oder Kissen gelegt haben, oder über einen Sitzball, sodass das Becken auf dem vorderen Teil des Stuhls oder Sitzballs ruht. Mit den Unterarmen stützen Sie sich auf dem Boden ab. Den Hinterkopf wieder bequem in den Händen ruhen lassen. Die Unterschenkel heben Sie entweder senkrecht hoch (wobei kein Hohlkreuz entstehen sollte, deshalb die Bauchmuskeln anspannen) oder legen Sie auf einem Stuhl, der hinter dem Ball bzw. dem ersten Stuhl steht, ab. Jetzt führen Sie wieder die Aufzugübung durch: Be-

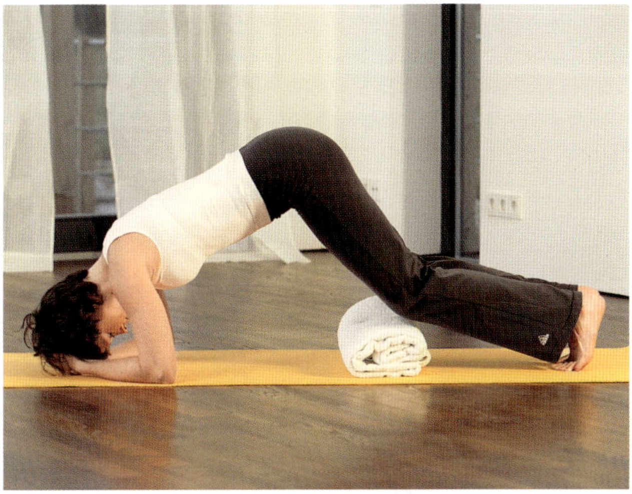

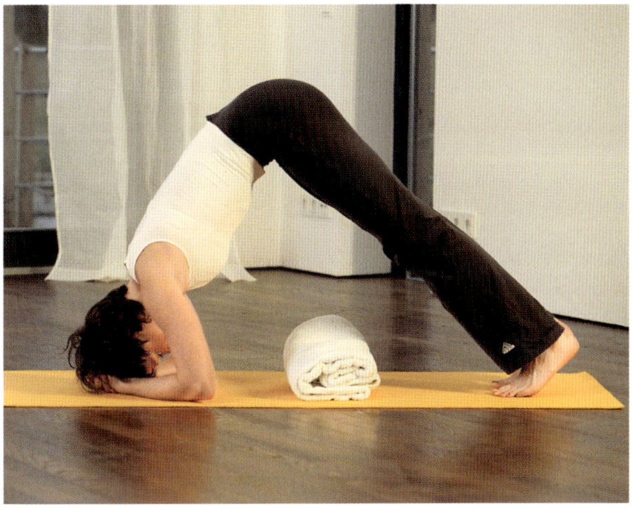

Oben:
3. Übung

Unten:
Variation 2

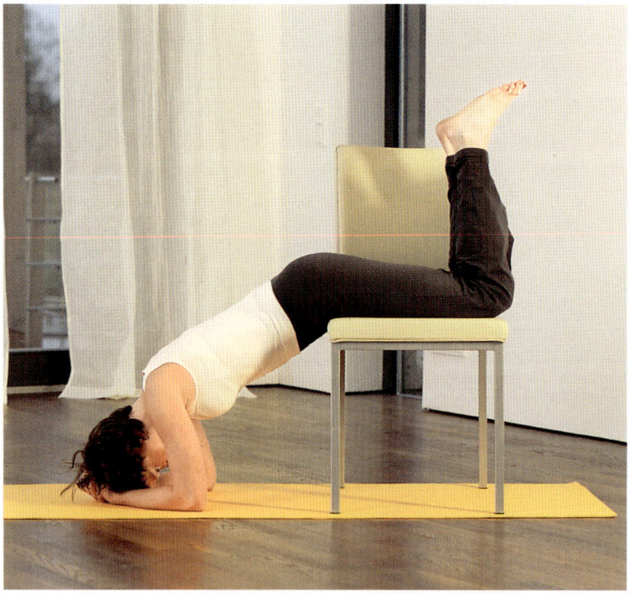

▲ 4. Übung

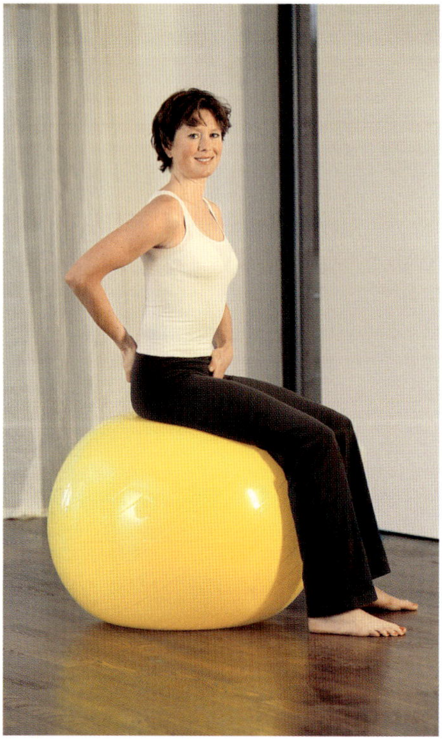

▶ 5. Übung

ckenboden anspannen und Stockwerk für Stockwerk in sich hineinsaugen. Danach in einer bequemen Stellung entspannen.

5. Übung: Aufzugübung

■ Sie sitzen auf einem Stuhl oder Sitzball und wiederholen die Aufzugübung aus der schwierigeren Stellung des Sitzens heraus. Achten Sie dabei wieder auf eine aufrechte Haltung.
Während Sie bei der vorherigen Übung mit der Schwerkraft arbeiten konnten, müssen Sie jetzt gegen die Schwerkraft anspannen. Versuchen Sie den Beckenboden so hoch wie möglich in sich hineinzuziehen. Atmen Sie dabei ganz gelöst ein und aus.

■ Variation: Beim Ausatmen anspannen, beim Einatmen entspannen.

6. Übung

Diese Übung erfordert nun schon etwas Koordination. Auch im Alltag sollten wir uns auf die Beckenbodenanspannung konzentrieren können, auch wenn wir gerade etwas anderes erledigen.

■ Auf einem Stuhl sitzend zunächst den Beckenboden vorziehen, zusammenschnüren und tief nach innen saugen. Diese Spannung halten, während Sie die Arme abwechselnd an der rechten und linken Körperseite zurück schwingen. Den Atem locker mitschwingen lassen. Wie viele Schwünge können Sie die Spannung halten?

■ Wie oben, jedoch die Wirbelsäule »mitschwingen« lassen: Immer wenn die Arme an der Körperseite vorbeischwin-

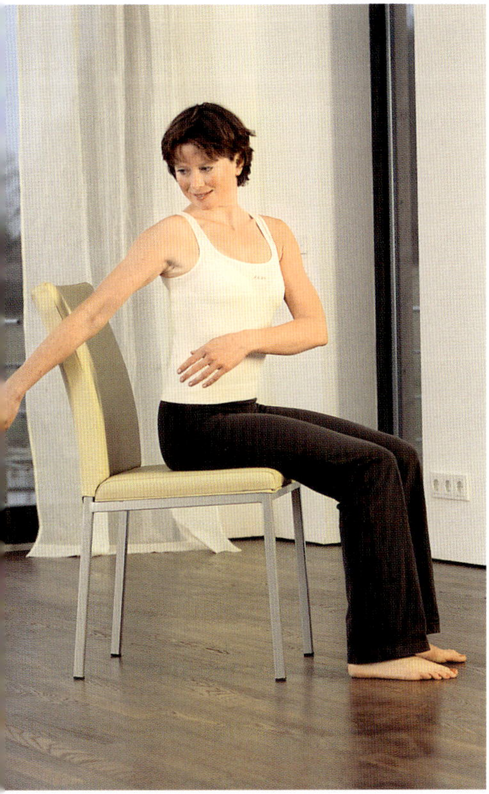

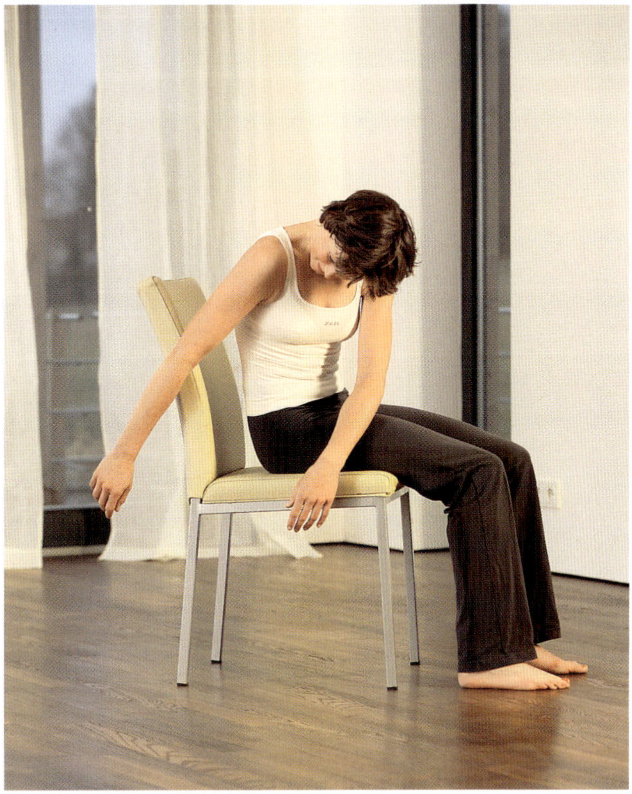

▲ 6. Übung

gen, die Wirbelsäule runden, beim Vor- oder Rückschwingen der Arme wieder strecken.

7. Übung

■ Setzen Sie sich aufrecht auf das vordere Drittel eines Stuhls. Erspüren Sie Ihre Sitzbeinknochen auf dem Stuhl. Der Rücken ist gerade und der Hinterkopf befindet sich auf einer Linie mit dem Rücken. Legen Sie einen großen Noppenball (oder einen anderen Ball) zwischen die Knie und legen Sie die Hände bequem auf den Oberschenkeln ab. Konzentrieren Sie sich auf die Beckenbodenmuskeln zwischen den Sitzbeinknochen und zwischen Steiß- und Schambein. Drücken Sie dann beim Ausatmen den Ball mit den Knien zusammen und spannen Sie gleichzeitig die Beckenbodenmuskeln an und ziehen sie in sich hinein. Achten sie darauf, dass Sie die Schultern nicht hochziehen und dass Sie auch im Gesicht entspannt bleiben. Danach die Spannung wieder lösen und gelöst einatmen.

TIPP

Achten Sie darauf, dass die Füße unterhalb der Knie stehen und nicht etwa weiter außen.

Oben:
7. Übung

Unten:
Variation 2

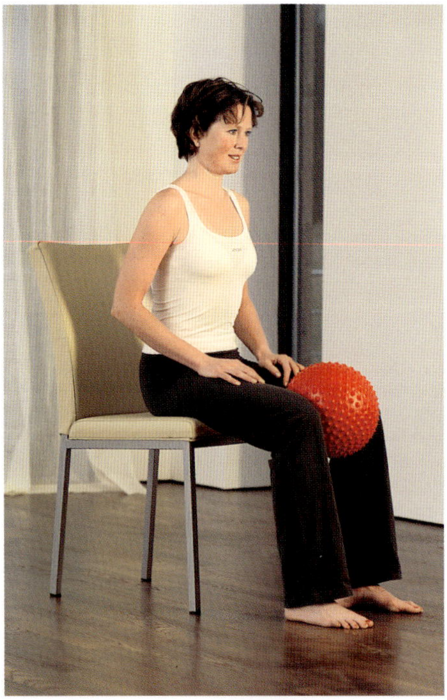

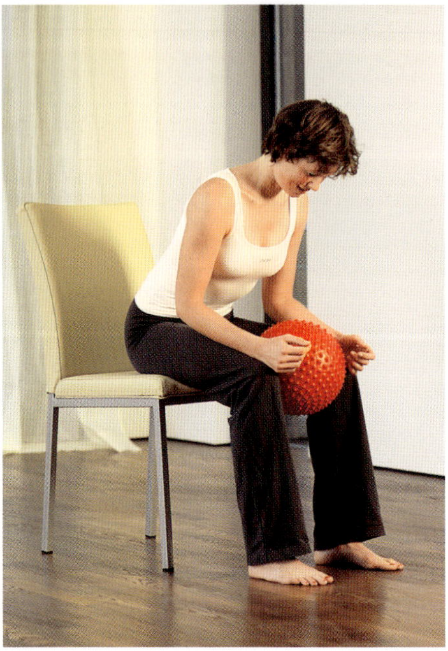

■ Variation 1: Gleiche Übung wie vorher, jedoch dabei mit den Handballen auf die Oberschenkel drücken. Dadurch werden auch die Schultern bewusst nach unten gedrückt. Gleichzeitig den Ball mit den Knien zusammendrücken und den Beckenboden kräftig anspannen und nach oben ziehen. Der Rücken wird dabei ganz gerade gehalten und der Hinterkopf schiebt eher nach oben in Richtung Decke.

Danach die Spannung lösen, gelöst nachspüren und ruhig atmen. Auch während der Anspannungsphase bewusst weiteratmen.

■ Variation 2: Wie vorher, jedoch den Oberkörper vorbeugen und die Ellenbogen bequem auf den Knien ablegen. Der Rücken ist dabei bis zum Hinterkopf gerade und befindet sich mit diesem in einer Linie.

Drücken Sie in dieser rückenfreundlichen Haltung beide Ellenbogen auf die Knie (die Schultern werden dabei mit nach unten gezogen), dann den Ball zusammendrücken sowie den Beckenboden kräftig anspannen und nach innen oben ziehen.

Die Spannung so lange wie möglich halten, dann locker lassen. Beim Anspannen einfach weiteratmen oder langsam ausatmen.

Während Sie den Ball zusammendrücken den Beckenboden anspannen und wieder ausatmen.

■ Variation 3 : Falls Sie mal keinen Ball zur Hand haben, können Sie auch die Hände an die Innenseiten der Knie legen und die Knie gegen die Hände drücken. Gleichzeitig den Beckenboden anspannen und ausatmen.

3. Übungsprogramm

Die meisten Übungen dieses Programms werden in der Rückenlage ausgeführt. Auf einer Gymnastikmatte liegen Sie besonders bequem. Zur Unterlagerung benötigen Sie eine Decke oder einen Sitzkeil, für die letzte Übung einen Stuhl, besser noch einen Sitzball.

1. Übung

Sie befinden sich in der Rückenlage, beide Beine sind angestellt. Der Rücken liegt gut auf.

- Schaukeln Sie das Becken zuerst sanft vor und zurück; einmal wird das Kreuz ein wenig hohl, dann wieder runder.
- Ziehen Sie dann kurz und immer wieder im Wechsel die oberflächliche hintere und vordere After- bzw. Scheidenmuskulatur an. Spüren Sie, dass Sie die vordere Muskulatur besser anspannen können, wenn Sie ein leichtes Hohlkreuz machen, die hintere Muskulatur, wenn das Kreuz eher nach unten gedrückt wird?
- Spannen Sie nacheinander die hintere, dann die vordere, dann die »mittlere« Beckenbodenmuskulatur an. Ziehen Sie dabei das Schambein leicht nach oben.

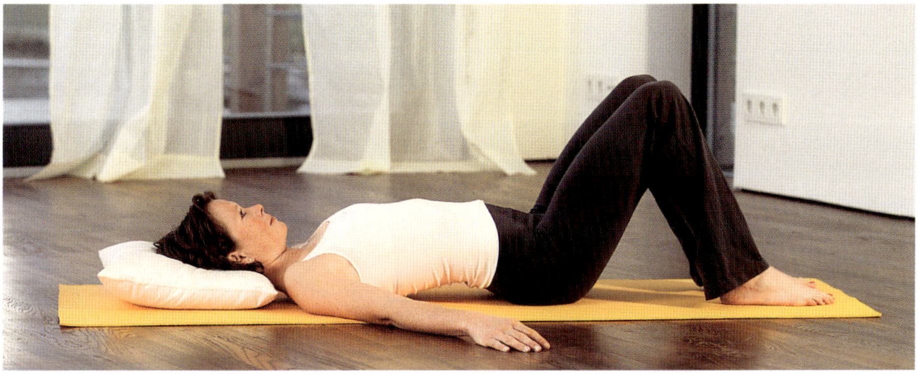

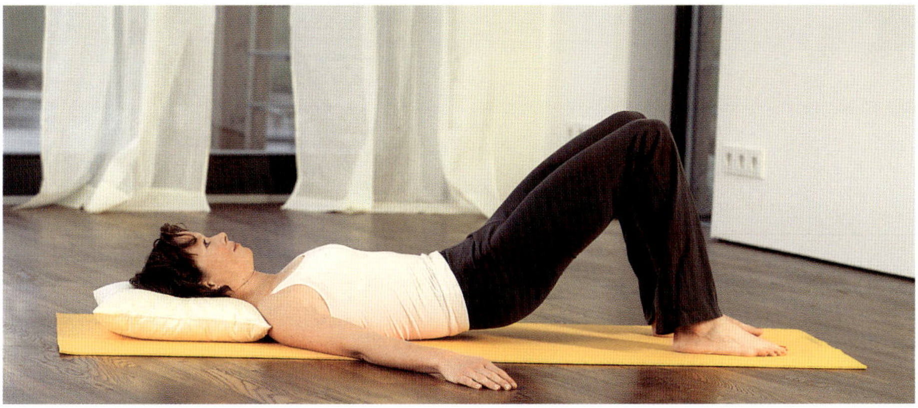

◄▼ 1. Übung

■ Spannen Sie wie oben die Beckenbodenmuskeln an und drücken Sie gleichzeitig das Kreuz kräftig nach unten gegen den Boden. Dadurch werden besonders auch die Bauchmuskeln mobilisiert. Die Spannung möglichst lange halten, weiteratmen, dann loslassen und nachspüren. Nachdem Sie gelernt haben, die Beckenbodenmuskeln zu lokalisieren und diese auch zielsicher anspannen können (sie nicht mit anderen Muskeln verwechseln), können jetzt die Beckenbodenübungen durch das zusätzliche Anspannen der Bauch- und Gesäßmuskeln unterstützt und ihre Wirksamkeit erhöht werden.

2. Übung

■ Rückenlage mit angestellten Beinen, die Hände an die Innenseiten der Oberschenkel legen. Drücken Sie das Kreuz nach unten, spannen Sie die Beckenboden-, Gesäß- und Bauchmuskeln kräftig an und drücken Sie die Oberschenkel nach innen gegen die Hände. Es kommt dabei nicht zu einem Bewegungsausschlag. Während Sie den Atem fließen lassen, halten Sie die Spannung möglichst lange an; dann entspannen.

■ Wie vorher, jedoch zusätzlich die Hände überkreuzen und den Kopf leicht anheben.

▶▼ 2. Übung

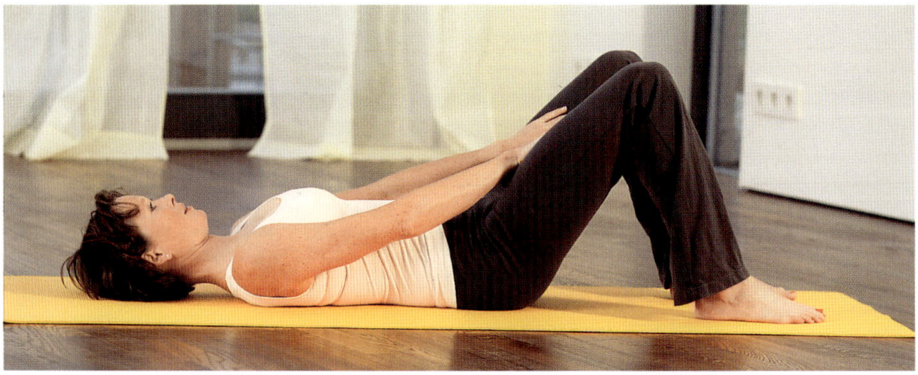

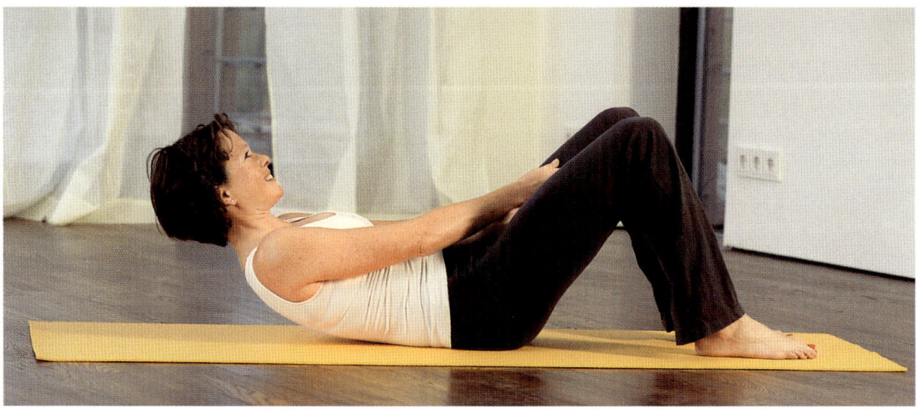

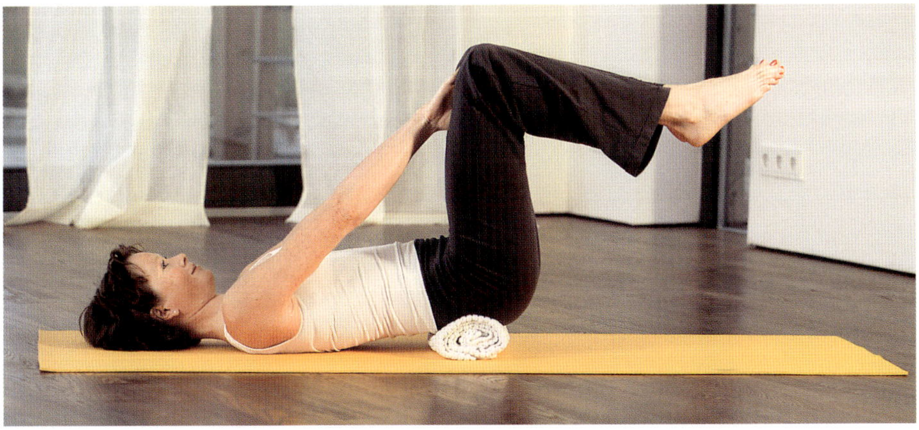

3. Übung

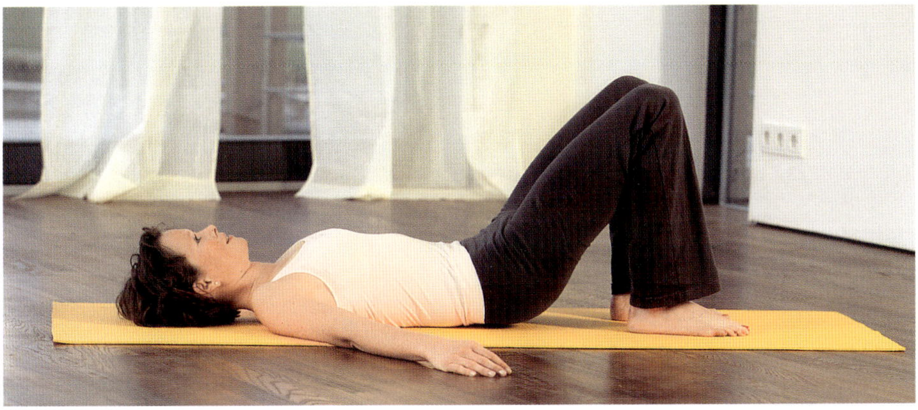

4. Übung

3. Übung

Ausgangsstellung wie oben:

■ Rückenlage mit angestellten Beinen. Das Becken kann mit einem zusammengerollten Handtuch unterlagert werden. Dann die Knie zum Bauch ziehen, sodass zwischen Ober- und Unterschenkel ein rechter Winkel entsteht. Die Knie sind etwa hüftbreit geöffnet. Jetzt beide Hände an die Innenseiten der Knie legen und beim Ausatmen mit den Knien kräftig gegen die Hände drücken und gleichzeitig die Beckenbodenmuskeln gut anspannen. Dann entspannt einatmen, die Füße wieder absetzen und die Arme ablegen.

■ Variation: Die Hände überkreuzen und an die Innenseite der Knie legen. Beim Anspannen außerdem den Kopf anheben.

4. Übung

■ Rückenlage mit angestellten Beinen. Atmen Sie bewusst zum Beckenboden und Bauch hin ein – beim Einatmen darf ein leichtes Hohlkreuz entstehen. Beim langsamen Ausatmen das Kreuz nach unten drücken, die Beckenboden-, Bauch- und Gesäßmuskulatur kräftig anspannen und das Schambein leicht hochziehen.

Die Spannung so lange halten; wie Sie ausatmen können. Dann von neuem beginnen.

■ Variation: Die gleiche Übung mit durch eine Decke oder einen Sitzkeil

4. Übung Variation

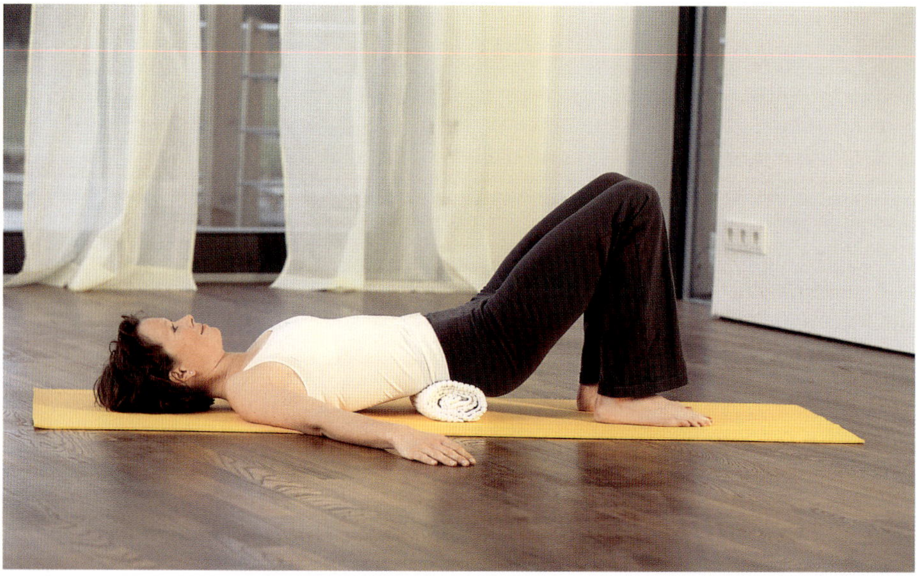

5. Übung

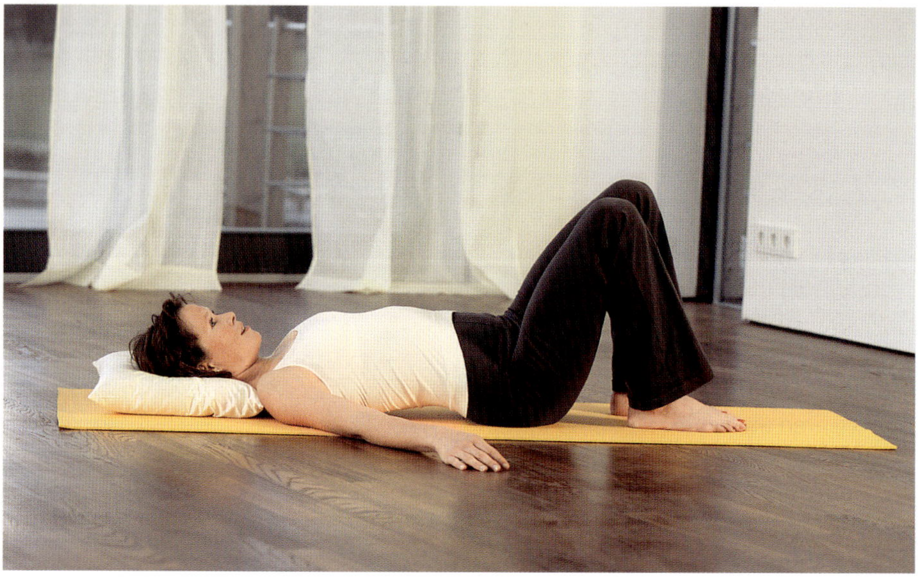

unterlagertem Becken durchführen. Erspüren Sie den Unterschied zwischen »normal« abgelegtem und unterlagertem Becken.

5. Übung

Diese Übung ist eine sehr hilfreiche Wahrnehmungsübung für den gesamten Beckenbereich. Außerdem löst sie starke An- bzw. Verspannungen. Wenn wir sehr viel Ärger hinunterschlucken und den Atem anhalten, verursachen wir dadurch oft ein verkrampftes Zwerchfell bzw. einen verspannten Beckenbereich – übrigens auch ein häufiger Grund von Frigidität bei Frauen. Sie haben dann innerlich »zugemacht« und müssen erst wieder lernen, sich zu öffnen, loszulassen. Verspannen kann sich durchaus auch ein schwacher Muskel.

- In der Rückenlage, beide Beine angestellt: Stellen Sie sich unter Ihrem Becken ein Zifferblatt mit den Ziffern 3, 6, 9, 12 vor. Wiegen Sie Ihr Becken locker und gelöst zwischen der 12 und der 6 vor und zurück. Das Gewicht ruht dabei einmal im Lendenbereich, einmal auf dem Steißbein.
- Wiegen Sie Ihr Becken nun zwischen der 3 und der 9 hin und her. Das Gewicht wechselt dabei von einer Gesäßhälfte zur anderen.
- Nun versuchen Sie mit Ihrem Becken, jede Stunde »anzutippen«. Spüren Sie jede minimale Gewichtsverlagerung, aber bleiben Sie dabei gelöst; auch der Atem soll ruhig und fließend strömen, nicht etwa abgehackt. Wechseln Sie zwischendurch auch die Richtung der Beckenbewegung.

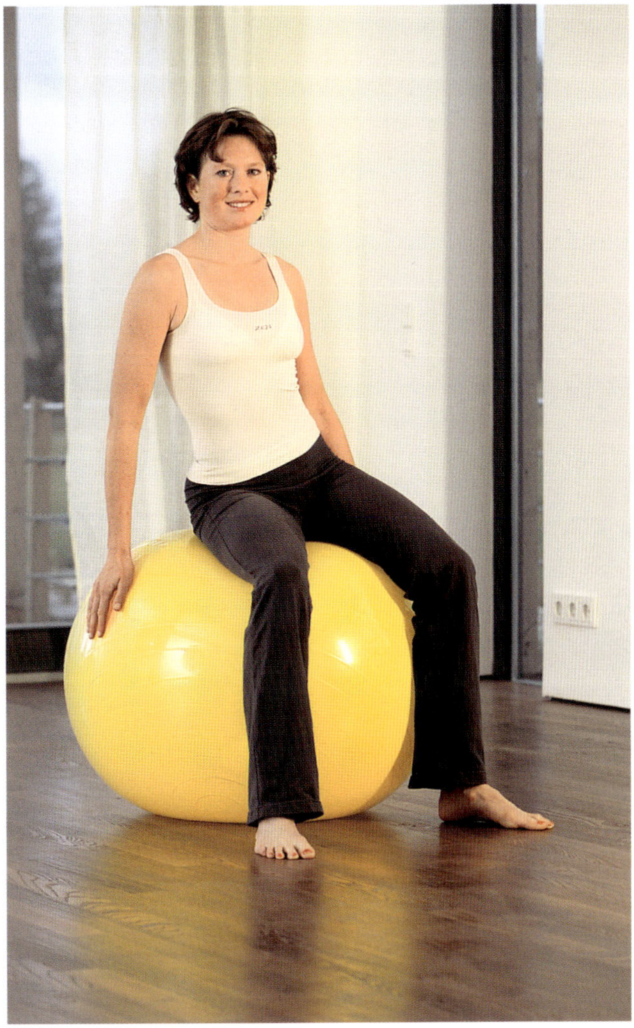

▲ 6. Übung

6. Übung

- Die letzte Übung können Sie auch sehr gut im Sitzen auf einem Stuhl (auf dem evtl. ein Ballkissen liegt) oder auf einem Sitzball wiederholen. Auch im Vierfüßlerstand können Sie sie ausprobieren. Der Entspannungseffekt wird mit der Zeit immer tiefer.

4. Übungsprogramm

Sie brauchen einige Kissen oder eine Decke. Für den Ball, den Sie in der 4. Übung benötigen, eignet sich am besten ein großer Noppenball, der gleichzeitig eine massierende Wirkung hat.

1. Übung

Diese Übung ist für den Beckenboden sehr wirkungsvoll und sollte nicht nur in diesem Übungsprogramm, sondern immer mal wieder ausgeführt werden. Sie unterstützt auch die Lendenwirbelsäule.

- In der Rückenlage die Fußgelenke überkreuzen. Die Arme entweder locker neben dem Körper ablegen oder hinter dem Kopf verschränken. Die Außenseite der Füße kräftig gegeneinander drücken, während Sie langsam ausatmen. Spüren Sie, wie dabei auch der Gesäßmuskel aktiviert wird? Spannen Sie ihn bewusst noch mehr an. Besonders die Kräftigung des Afterschließmuskels ist in dieser Stellung besonders gut möglich und wahrnehmbar. Die Spannung so lange anhalten, wie Sie ausatmen können. Dann gelöst einatmen. Danach ziehen Sie ein Knie nach dem anderen zum Bauch. Pressen Sie die Knie nicht zusammen, sondern lassen Sie sie locker hüftbreit auseinander ruhen. Spüren Sie die Dehnung im Gesäß- und Lendenbereich? Nach der vorhergehenden Anspannungsübung tut diese Dehnung besonders gut. Atmen Sie dabei gelöst zum Beckenboden hin ein und aus. Bei der Wiederholung die Füße andersherum überkreuzen.
- Wie vorher, jedoch die Füße gegeneinander pressen, den Gesäß- und Afterschließmuskel anspannen und die Lende gegen den Boden drücken. Versuchen Sie dabei in Ihrer Vorstellung, das Steißbein zwischen den Beinen nach vorne zu ziehen.
- Wenn Sie schon etwas geübter sind, halten Sie die Anspannung 2 bis 3 Atemzüge lang aus (dabei also ein- und ausatmen), setzen dann die Füße auf und ziehen anschließend die Knie nacheinander zum Bauch, um die untere Rückseite zu dehnen.
- Variation für besonders Geübte:

Wie vorher die Fußgelenke gegeneinander pressen, das Gesäß und die Becken-

1. Übung

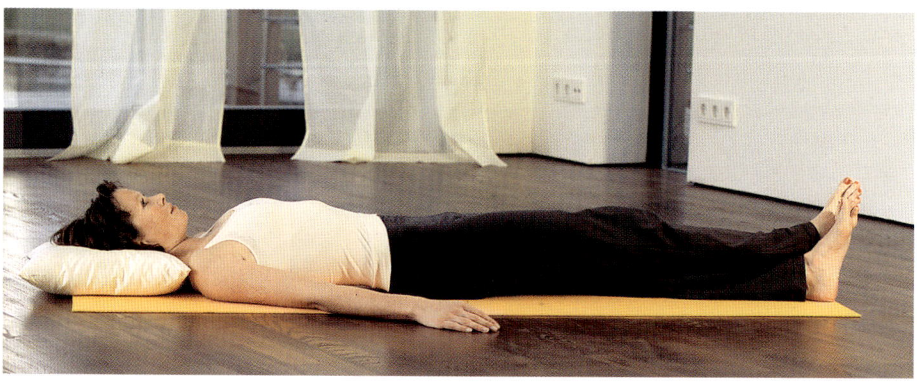

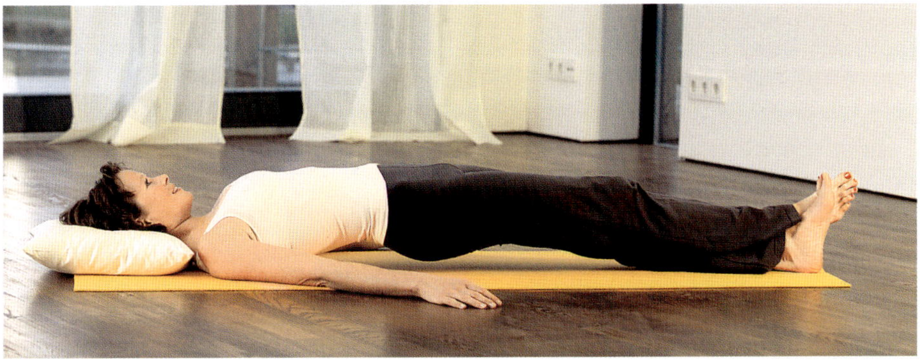

1. Übung
Variation

bodenmuskeln anspannen, dann das Becken vom Boden abheben. Danach entspannt zurücklegen und ein Knie nach dem anderen zum Bauch ziehen. Die Dehnung so lange wirken lassen, wie es Ihnen gut tut. Dabei gelöst zum Beckenboden hin ein- und ausatmen.
Diese sehr intensive und empfehlenswerte Übung wirkt auch ganz besonders auf den hinteren Beckenbodenmuskel.

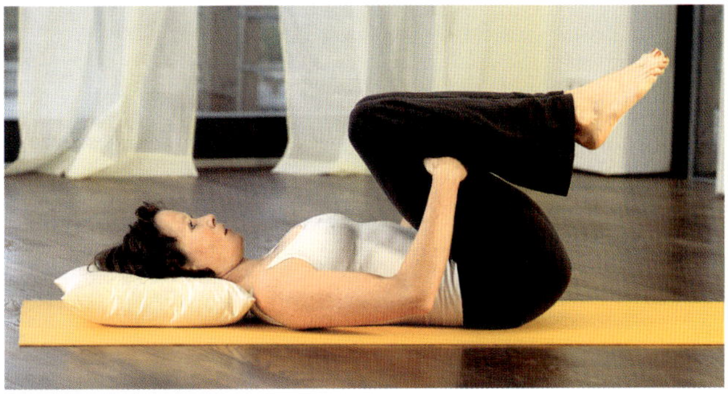

2. Übung

■ Rückenlage mit gestreckten Beinen. Sie können die Arme wiederum entweder gelöst neben dem Körper ablegen oder die Hände hinter dem Kopf verschränken. Das dehnt dann zusätzlich den Brustkorb. Probieren Sie beide Stellungen aus – bei der zweiten drücken Sie die Ellenbogen ruhig etwas nach unten, das verstärkt die oftmals angebrachte Brustkorbdehnung.

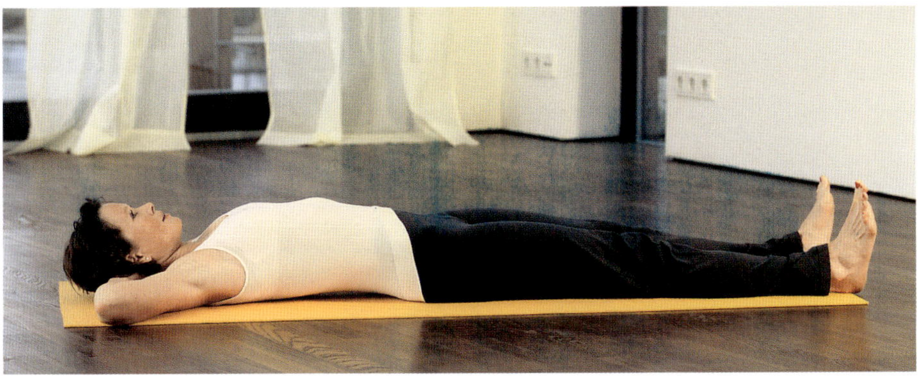

2. Übung

■ Ziehen Sie die Fußspitzen hoch. Die rechte Ferse weit nach vorne wegschieben, dabei ausatmen. Danach das Bein gelöst zurückgleiten lassen. Seitenwechsel. Anschließend die rechte Beckenhälfte während der Ausatmung in Richtung Rippen hochziehen. Dann wieder zurückgleiten lassen und das gleiche mit der anderen Beckenseite wiederholen. Nach einigen Wiederholungen nachspüren. Wie fühlt sich ihr gesamter Beckenbereich nach dieser Übung an?

■ Wie vorher, jedoch beim Hochziehen einer Beckenhälfte ganz bewusst die Lende nach unten drücken und die Beckenbodenmuskeln anspannen.

■ Wie vorher, Sie heben aber Ihren Kopf leicht mit an.

3. Übung

Zur Entspannung und Lockerung heben Sie die Beine an und strecken sie möglichst senkrecht nach oben. Die Beine müssen nicht ganz durchgestreckt sein.

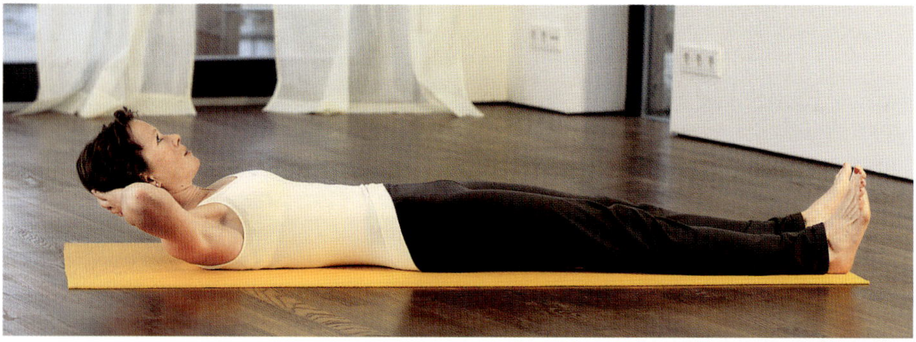

▶ **2. Übung**

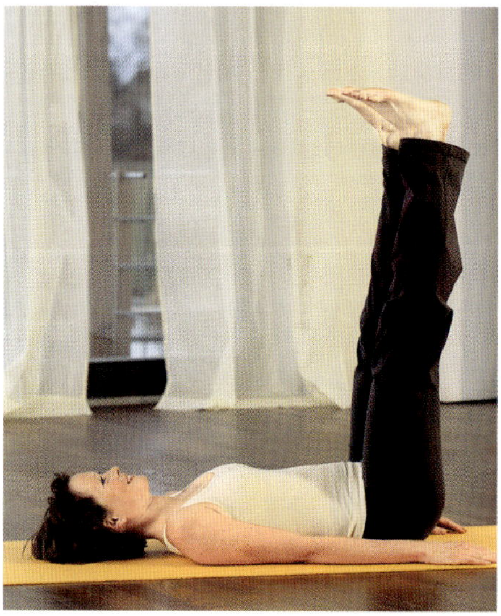

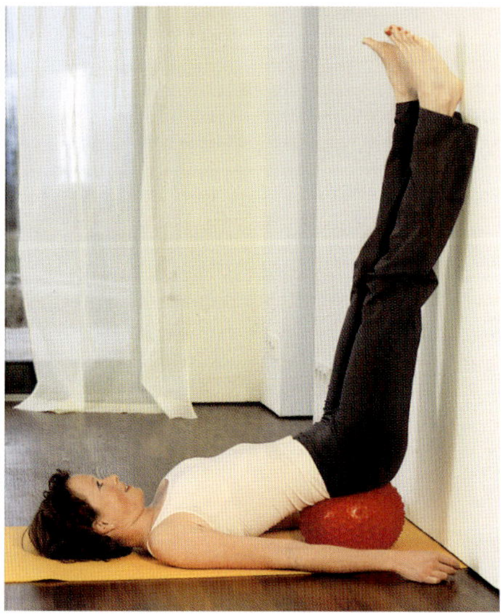

▶ Links: **3. Übung**

Rechts: **4. Übung**

Dann die Beine in kleinen Schüttelbewegungen auslockern. Dazwischen ab und zu abstellen, dann wiederholen.

4. Übung

Jetzt benötigen Sie einen festen Ball oder eine fest zusammengerollte Decke. Legen Sie sich mit dem Gesäß nah vor eine Wand, sodass Sie die Beine daran nach oben strecken können. Legen Sie den Ball – falls Sie einen großen Noppenball haben, am besten diesen – unter Ihr Becken.

- Lassen Sie die Fersen etwa hüftbreit auseinander an der Wand ruhen, die Knie sind dabei nicht überstreckt. Nehmen Sie sich Zeit, die angenehme Stellung zu genießen. Beckenboden und Kreuz sind in dieser Lage völlig entlastet. Die Bronchien werden gut durchblutet.
- Jetzt überkreuzen Sie die Fußgelenke, atmen langsam aus und drücken die Fußaußenkanten kräftig gegeneinander. Gleichzeitig die Gesäß- und Beckenbodenmuskeln anspannen und nach innen ziehen. Der Bauch wird ganz flach. Danach entspannen und die Fersen wieder hüftbreit abstützen.

Beim nächsten Mal die Füße andersherum überkreuzen. Abschließend legen Sie sich »normal« mit angestellten Beinen auf den Boden und spüren der Übung nach.

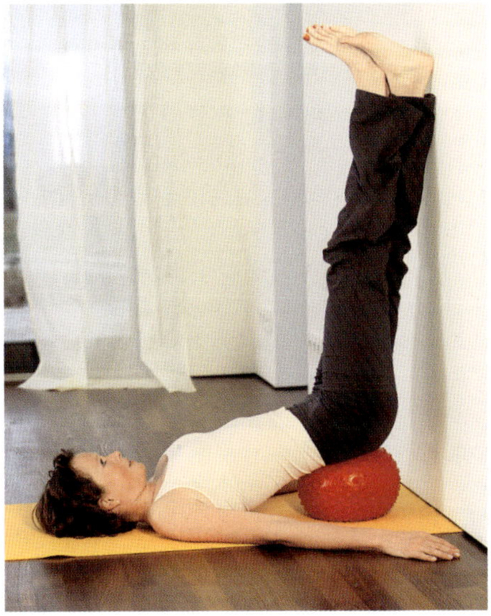

◄ 4. Übung

5. Übung

Auch eine sehr angenehme Entspannungslage bzw. Entlastungsstellung für den Beckenboden:

- Legen Sie sich bäuchlings über 2 bis 3 Kissen oder eine zusammengerollte Decke. Der Kopf ruht dabei auf den Händen.

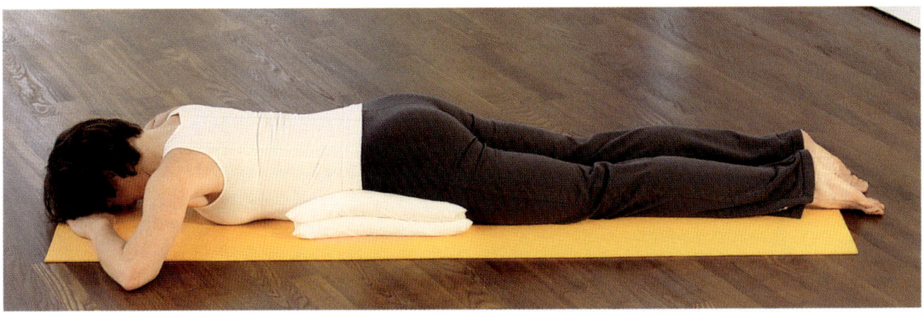

◄ 5. Übung

5. Übungsprogramm

An Geräten – vielmehr Einrichtungsgegenständen – wird verwendet: ein Tisch oder Bett, Stuhl, Hocker oder Sitzball, ein Stab oder Besenstiel und nach Bedarf eine Decke oder mehrere Kissen.

1. Übung

- Federn Sie im Stand auf der Stelle, abwechselnd mit dem rechten und linken Fuß 4-mal. Drücken Sie dabei jeweils einen Fuß kräftig hoch auf die Zehenspitze. Bei dieser Bewegung spannen Sie jedesmal die Beckenbodenmuskeln ein bisschen mehr an und saugen sie nach innen oben.
- Versuchen Sie auch, die Beckenbodenspannung 6 bis 8 Fußfederungen lang auszuhalten. Oder gelingt es Ihnen noch länger?
- Gehen Sie so lange federnd durch das Zimmer (durch den Garten/eine Wiese etc.), wie Sie die Beckenbodenspannung halten können. Dann jedesmal kurz stehen bleiben, entspannen, tief ein- und ausatmen.

1. Übung

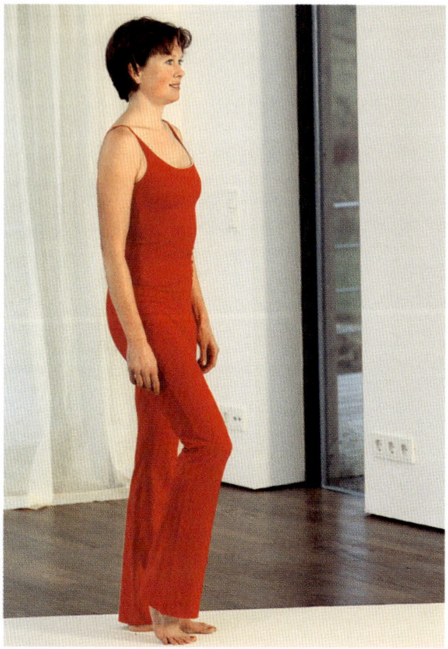

2. Übung

Jetzt benötigen Sie den Besenstiel oder Stab. Stellen Sie diesen senkrecht vor sich und halten Sie ihn mit gestreckten Armen etwa in Schulterhöhe fest. Die Knie beugen, jedoch den Rücken gerade lassen.

- Spannen Sie die Beckenbodenmuskeln kräftig an, saugen Sie sie nach oben und stellen Sie sich auf die Zehenspitzen. Die Spannung möglichst lange halten, dabei entweder ausatmen oder gelöst weiteratmen. Dann die Fußsohlen wieder locker aufsetzen und die Beine strecken. Erholen Sie sich einen Moment und beginnen Sie dann von neuem.
- Wie vorher. In der Endstellung, wenn die Knie gebeugt und die Fersen angehoben sind, ziehen Sie jetzt die rechte Beckenhälfte in Richtung zu den Rippen hoch. Etwa 6 bis 10 Sekunden aushalten, dann senken, wenn möglich genauso die andere Seite (ansonsten dazwischen entspannen), dann entspannen. Die Länge der Anspannung kann gesteigert werden.
- Wie vorher, diesmal in der Endstellung jedoch abwechselnd den rechten und linken Fuß einige Male leicht anheben und die Spannung 6 bis 10 Se-

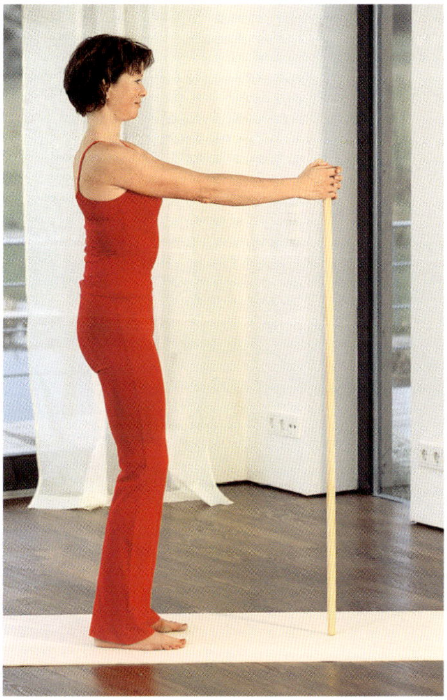
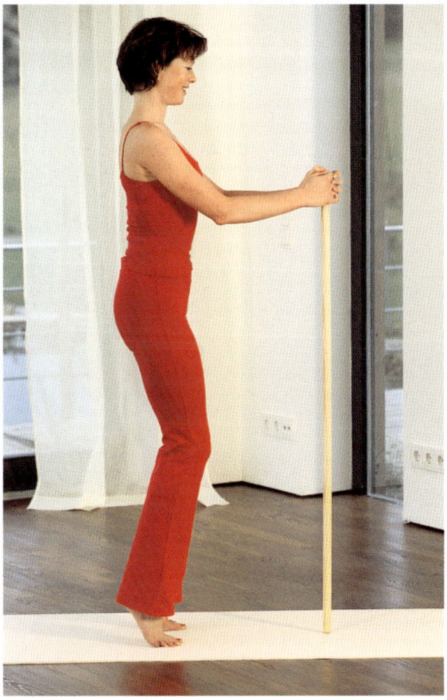

2. Übung

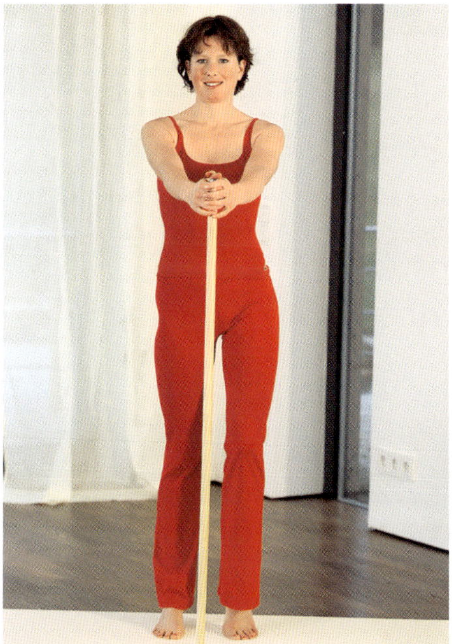
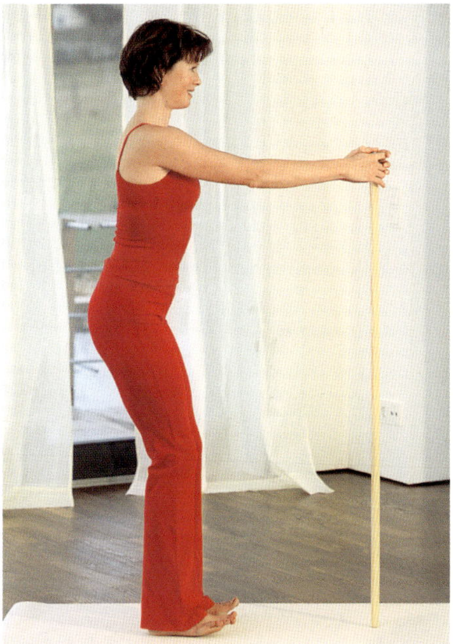

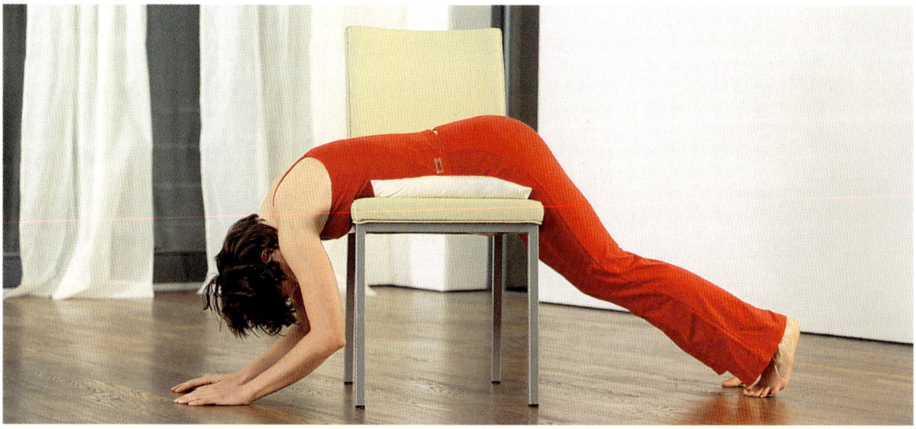

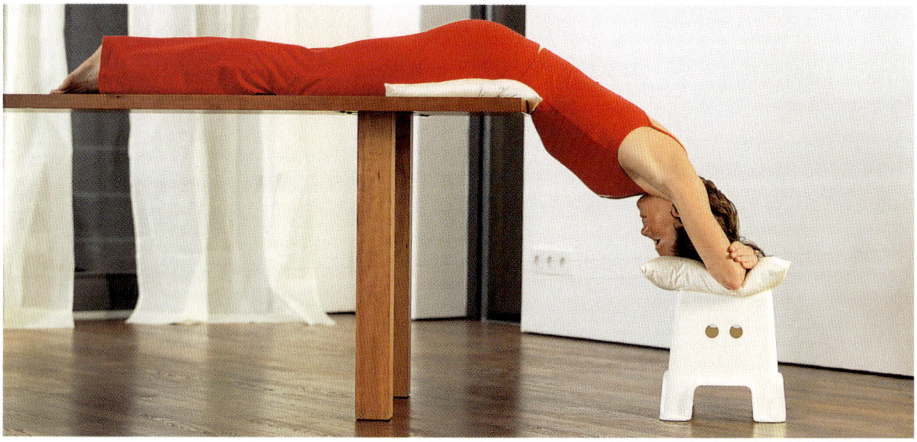

kunden halten. Die Übung kann aber auch fließend im schnellen Wechsel durchgeführt werden.

- Und nun wiederholen Sie diese Übungen, indem Sie sich nicht auf die Zehen stellen, sondern auf die Fersen. Die Zehenspitzen werden dabei vorne hochgezogen.

3. Übung

Nun haben Sie eine Atempause verdient und Ihr Beckenboden eine Entlastungsstellung. Dafür zunächst drei Möglichkeiten:

- Legen Sie sich über einen Tisch, eine Bank oder ein Bett, sodass das Becken in etwa mit der Kante abschließt. Lassen Sie dann den Oberkörper schwer nach unten hängen. Bei einem Tisch können Sie davor einen Hocker, Stuhl oder den Sitzball platzieren, sodass Sie die Unterarme locker darauf ablegen können; bei einem Bett erreichen Sie mit den Unterarmen den Boden. Genießen Sie zuerst diese Entspannungshaltung.

■ Alternativ legen Sie sich über einen Sitzball oder einen Stuhl, auf den Sie Kissen gelegt haben. Dabei sind die Zehen hinten auf dem Boden aufgestellt, die Arme hängen vorne schwer nach unten, der Kopf kann auf den Händen ruhen.

■ Aus beiden Stellungen heraus können Sie folgende Kräftigungsübung machen: Spannen Sie Beckenboden-, Bauch- und Gesäßmuskulatur an und versuchen Sie, das Schambein oder die unterste Rippe vorne hochzuziehen. Atmen Sie dabei aus und halten Sie so lange die Spannung, wie Sie ausatmen können; dann loslassen und wieder einatmen.

■ Wenn Sie auf einem Sitzball liegen, können Sie noch eine nette Übung anhängen: Stützen Sie sich vor dem Ball mit den Händen ab. Dann rollen Sie mit den Knien den Sitzball bis zu den abstützenden Händen nach vorne. Den Kopf dabei etwas zum Ball heranziehen. Spüren Sie zunächst nur die Entlastung im Lenden- und Beckenbereich und atmen Sie dorthin bewusst ein und aus. Dann spannen Sie die Beckenbodenmuskeln an und saugen sie in sich hinein, sodass eine Höhlung im Bauchbereich entsteht. Danach die Spannung loslassen und mit den Knien zurückrollen, bis der Ball wieder unter den Oberschenkeln liegt. Sie können jetzt die Beine wie ein Brett anspannen und auf dem Ball leicht auf und ab hüpfen. Dann ganz zurückrollen und tief durchatmen.

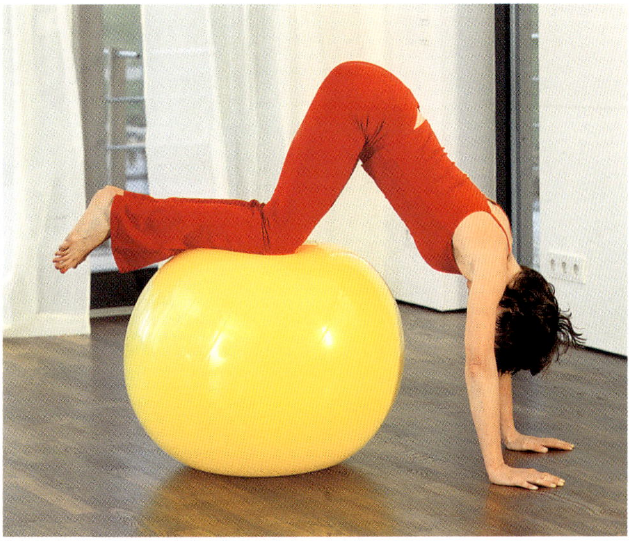

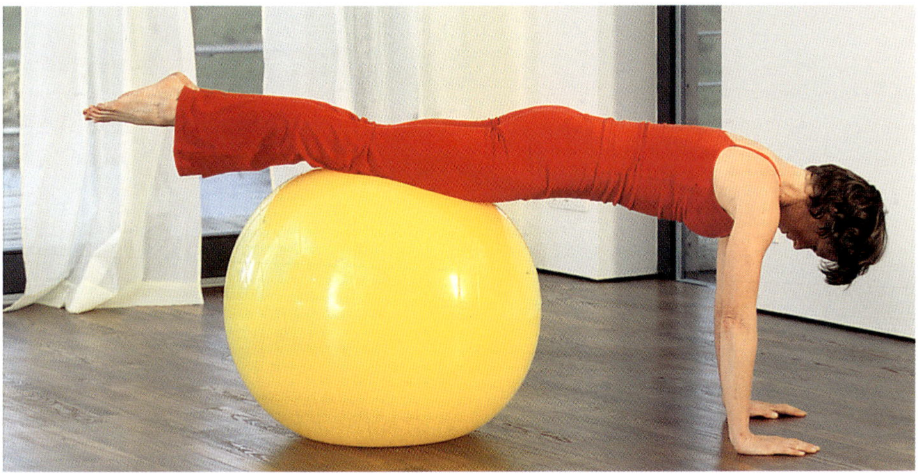

▲◀ 3. Übung

▶▼

4. Übung

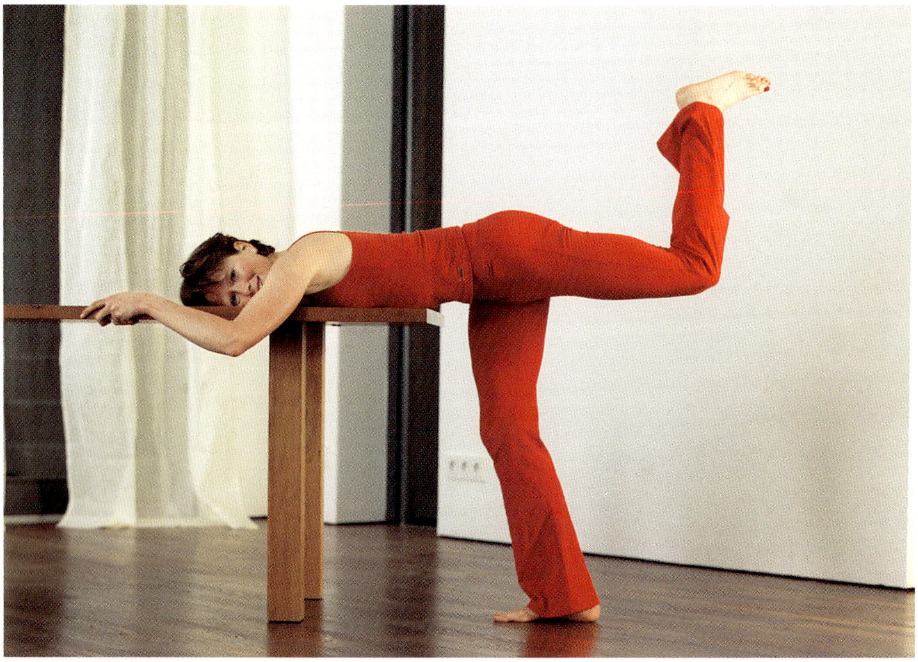

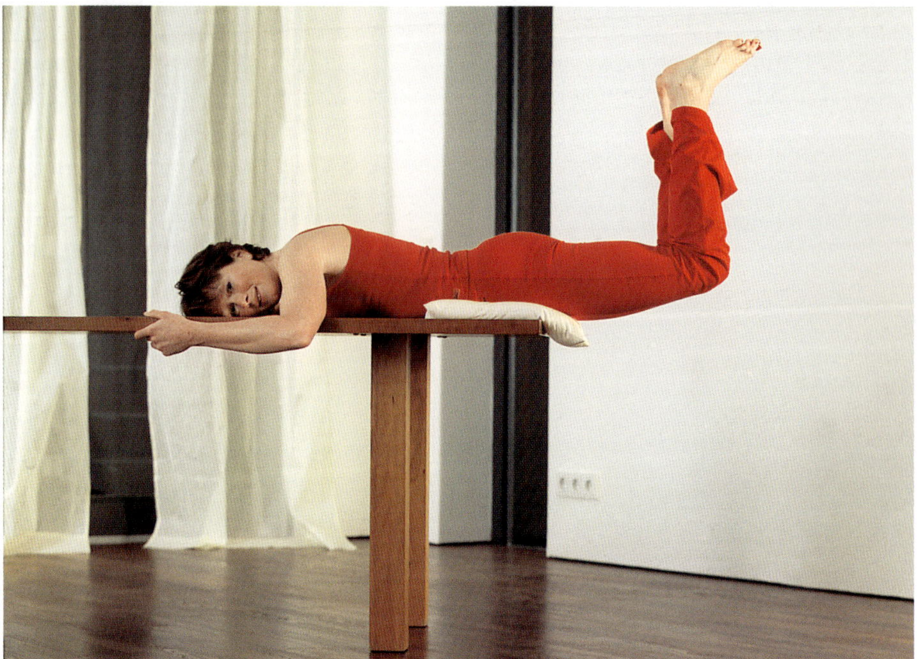

4. Übung

■ Legen Sie sich bäuchlings auf den Tisch oder auf einen Stuhl, besser noch auf zwei Stühle, die hintereinander stehen. Bei einem Tisch strecken Sie die Arme nach vorne und halten sich rechts und links an den Tischkanten fest, bei einem oder zwei Stühlen halten Sie sich vorne an den Stuhlbeinen fest. Wenn Sie über einem Tisch liegen, stehen die Zehenspitzen auf dem Boden, bei einem Stuhl sind es die Knie. Dann heben Sie ein Bein an, sodass der Unterschenkel senkrecht nach oben zeigt Drücken Sie jetzt die Fußsohle in Richtung Zimmerdecke und spannen Sie bewusst die Beckenboden- und Gesäßmuskeln dabei an. Halten Sie die Spannung mindestens 10 Sekunden; dann das Bein wieder gelöst senken. Im Wechsel mit dem anderen Bein üben. Falls die Tisch- oder Stuhlkante im Beckenbereich drückt, eine Decke oder ein Kissen unterlegen.

■ Die gleiche Übung wie vorher, aber beide Unterschenkel gleichzeitig nach oben drücken. Kein Hohlkreuz machen, die Muskeln gut anspannen.

■ Die gleichen Übungen können Sie natürlich auch auf dem Sitzball turnen, indem Sie bäuchlings auf ihm liegen und vorne die Hände, hinten die Zehen aufstützen. Die Knie sind dabei etwas über dem Boden.

5. Übung

Suchen Sie eine besonders entspannende Entlastungshaltung auf und entspannen Sie sich so lange wie Sie wollen:

■ Entweder legen Sie sich bäuchlings über den Sitzball, über einen Stuhl, auf dem weiche Kissen liegen, oder über einen auf dem Boden aufgetürmten Kissenberg. Der Kissenberg oder auch eine große zusammengerollte Decke sollte unter dem Becken liegen. Ein Hohlkreuz wird so ausgeglichen.

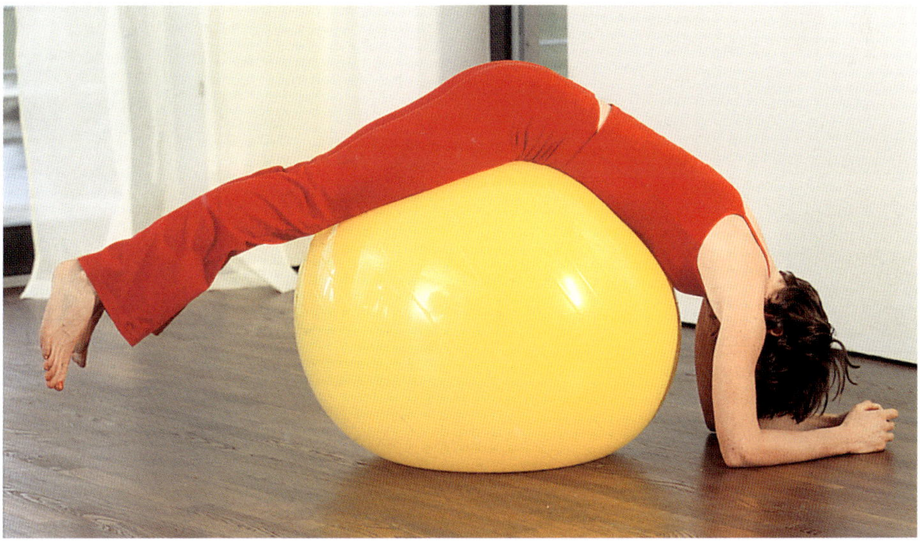

◀ 5. Übung

6. Übungsprogramm

Für dieses Programm benötigen Sie vier Tennisbälle, zur Hochlagerung der Beine einen Stuhl oder Hocker oder einen Sitzball.

1. Übung

Gestreckte Rückenlage:

■ Ziehen Sie die Fußspitzen hoch und heben Sie die Arme leicht an. Den Handrücken jeweils zum Unterarm ziehen und die Handflächen nach vorne

▶▼

1. Übung

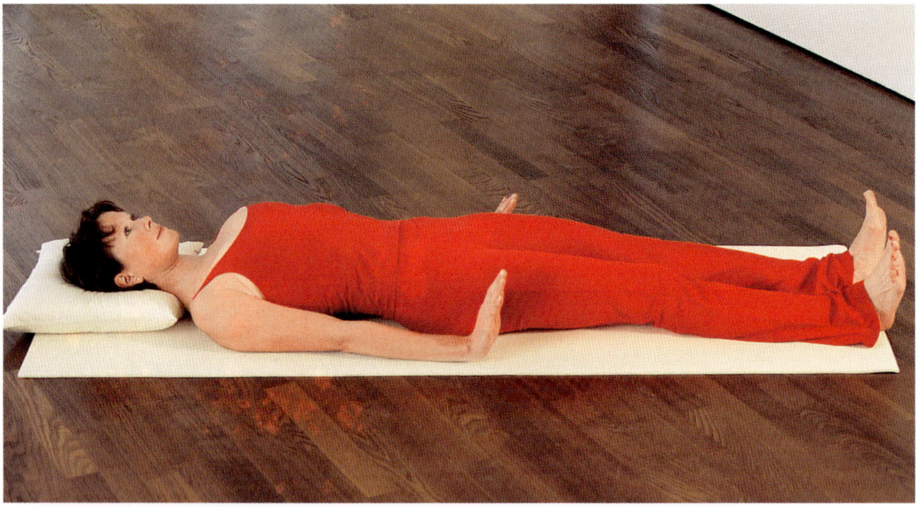

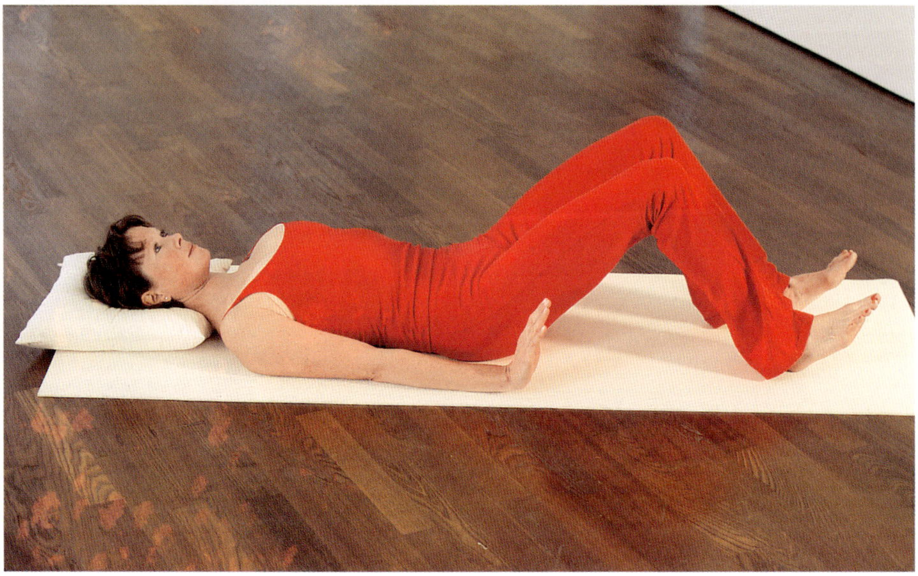

ausrichten. Stellen Sie sich vor, die Wand vor Ihnen mit den Händen wegdrücken zu wollen: Beckenboden- und Bauchmuskeln anspannen, die Fußspitzen zum Körper ziehen, den Kopf leicht abheben und mit den Händen nach vorne stemmen. Die Spannung mindestens 10 Sekunden halten, dabei entweder ausatmen oder locker weiteratmen. Dann zurückliegen und kurz entspannen.

- Wie vorher, aber diesmal mit leicht angestellten Beinen. Drücken Sie dabei noch die Fersen mit einer leichten Tendenz nach vorne in den Boden (jedoch nicht wegbewegen).
- Wie vorher: Zuerst beide Fersen in den Boden drücken und den Beckenboden anspannen. Gleichzeitig die Handgelenke anwinkeln und leicht über dem Boden kräftig nach vorne schieben. Dann das rechte Knie zum Bauch ziehen, sodass Unter- und Oberschenkel einen rechten Winkel bilden. Die Zehenspitzen zeigen dabei nach oben. Danach das Bein wieder abstellen und alle Muskeln locker lassen. Wiederholung mit dem anderen Bein.

2. Übung

- In gestreckter Rückenlage beide Arme locker neben den Körper legen, wobei die Handflächen nach oben zeigen. Die Zehenspitzen anziehen, während Sie das Kreuz nach unten drücken. Die Beckenboden- und Bauchmuskeln anspannen, den Kopf leicht anheben und gleichzeitig den linken Arm gegen den Boden drücken sowie die rechte Beckenhälfte zu den Rippen hochziehen. Die Spannung halten, dann locker lassen und langsam zurücklegen. Danach die andere Seite auf dieselbe Art trainieren.
- Wie vorher. Während der linke Arm nach unten drückt, legen Sie die rechte

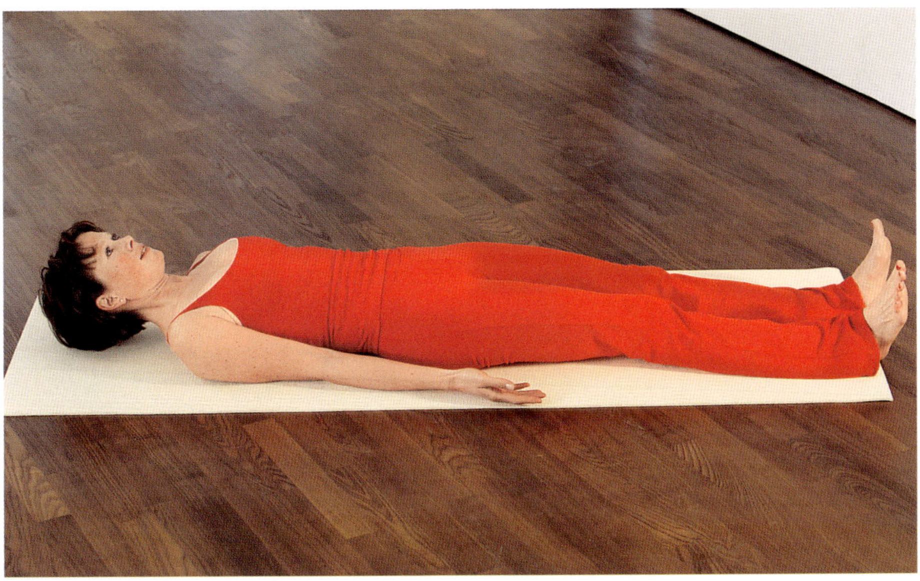

◄ 2. Übung

Hand auf die rechte Schulter und ziehen mit dem rechten Ellenbogen in Richtung zur linken Hüfte.

- Die gleiche Übung, aber mit leicht angezogenen Beinen und Druck der Fersen nach vorne unten.

2. Übung

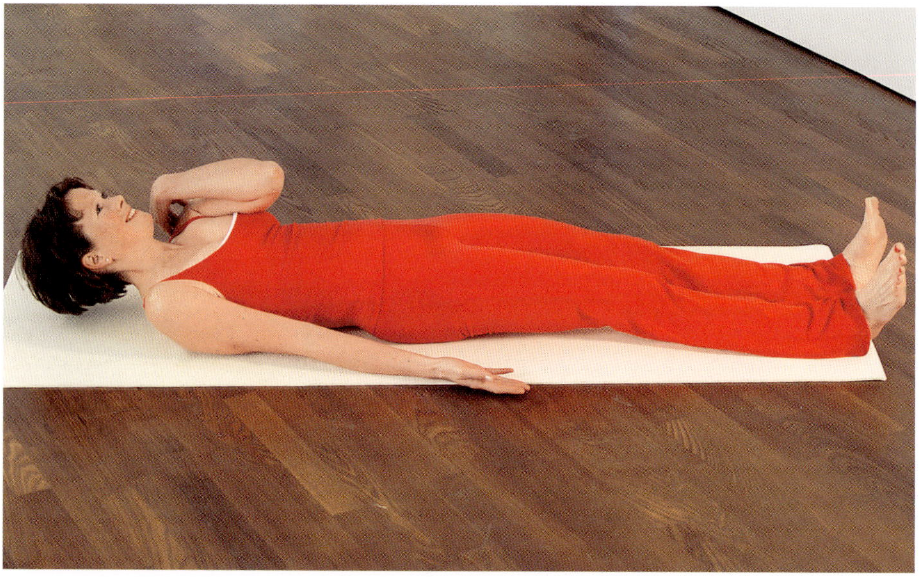

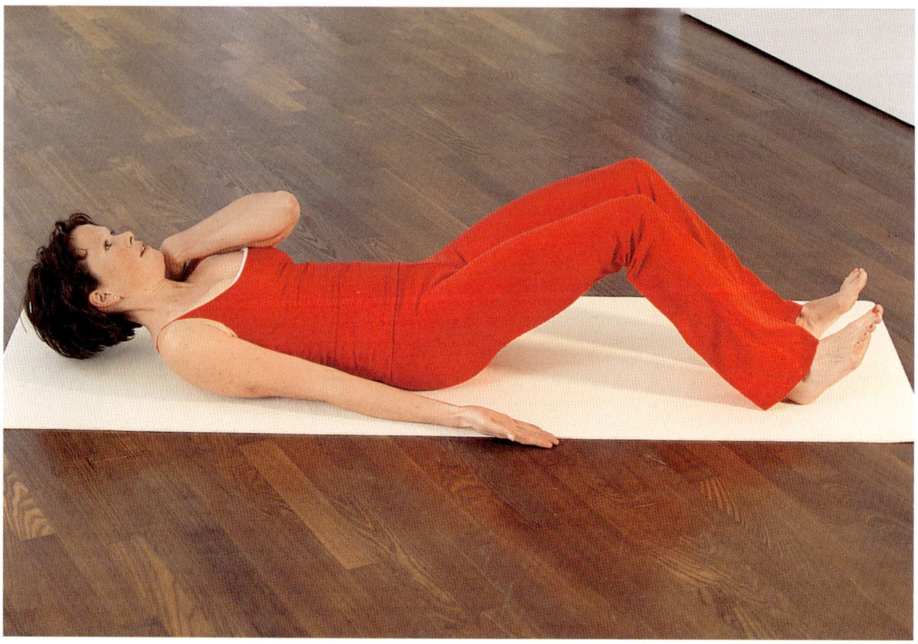

3. Übung

Nach den anstrengenden Kräftigungsübungen folgt nun eine Wahrnehmungsübung, die blockierte Energieströme im Beckenbereich wieder zum Fließen bringt. Sie wirkt ausgleichend und beruhigt die Psyche. Diese Übung kann nur dann optimal wirken, wenn Sie sich dafür genügend Zeit nehmen, bewusst in sich hinein horchen und Ihren Körper aufmerksam erspüren wollen.

- Legen Sie sich mit angestellten Beinen auf den Boden und platzieren Sie zwei Tennisbälle rechts und links neben die Wirbelsäule, und zwar tief unten beim Steißbein. Erspüren Sie die Auflagepunkte der Bälle? Wie fühlen sie sich an? Geben Sie Ihr Gewicht durch die Tennisbälle auf den Boden ab. Lassen Sie Ihr Becken ganz schwer sein. Lassen Sie einfach los und geben Sie die ganze Spannung ab. Konzentrieren Sie sich darauf, so lange Sie wollen, mindestens aber 30 Sekunden. Der Atem geht dabei leicht und gelöst. Dann setzen Sie die Tennisbälle ein wenig höher, etwa um 1 Zentimeter, und spüren wieder nach. Dann wieder etwas höher – so lange, bis Sie am Oberrand des Beckenknochens angekommen sind. Danach legen Sie die Tennisbälle weg, lassen den Rücken auf der Unterlage ruhen und spüren der Übung nach. Wie fühlt sich jetzt der Becken- und Kreuzbereich an? Ist nicht alles leichter geworden? Spüren Sie, wie der Bereich durchfluteter, durchströmter ist? Auch bei Kreuzverspannungen tut diese Übung gut!
- Machen Sie die gleiche Übung mit hochgelagerten Unterschenkeln auf einem Hocker oder dem Sitzball.

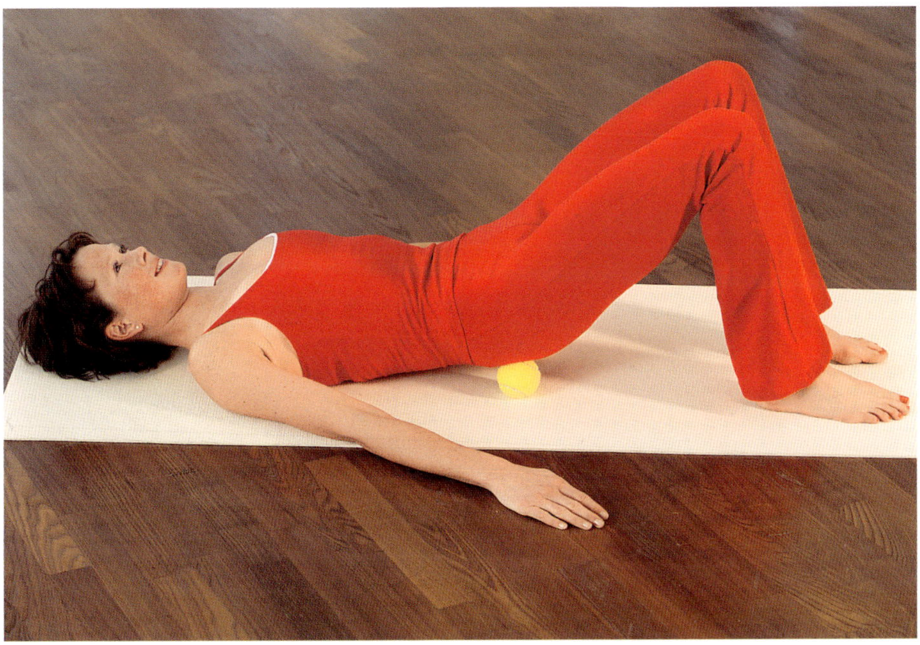

3. Übung

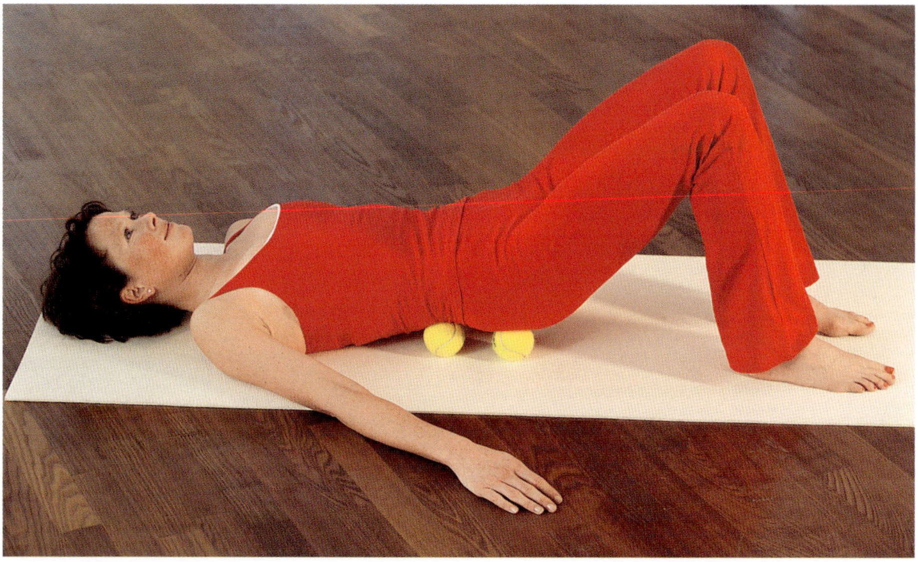

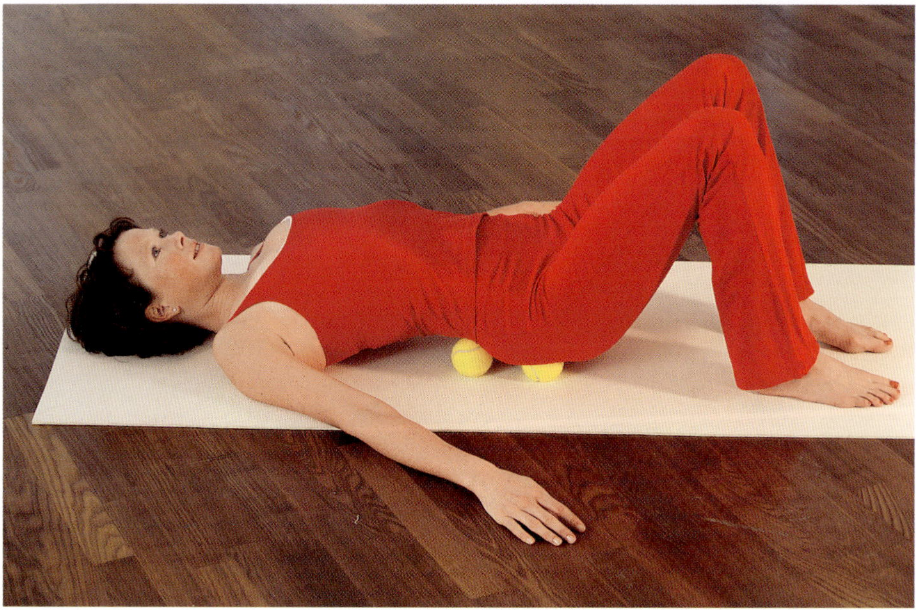

4. Übung

■ In der Rückenlage mit angestellten Beinen oder hochgelagerten Unterschenkeln legen Sie vier Tennisbälle unter Ihr Kreuzbein, je zwei auf einer Seite neben der Wirbelsäule. Lassen Sie Ihr Gewicht darauf ruhen. Meistens ist diese Lage-

rung sehr angenehm (wenn Sie gerade an akutem Ischias leiden, brechen Sie die Übung allerdings besser ab).
Atmen Sie ein und spüren Sie, wie der Bauch sich dabei ausdehnt. Dann langsam auf »sch« ausatmen und dabei die Beckenboden- und Bauchmuskeln anspannen. Ziehen Sie währenddessen das Schambein vorne etwas hoch – dabei verlieren Sie den Kontakt zu den untersten Bällen. Die Spannung so lange halten, wie Sie ausatmen können. Dann gelöst einatmen und das gesamte Kreuz wieder ablegen, sodass wieder Kontakt zu allen vier Tennisbällen besteht. Etwa 4-mal wiederholen.

- Dann nach dem Einatmen die Beckenboden- und Bauchmuskeln wieder anspannen und jetzt das Steißbein vorne nach unten drücken. Dabei entsteht ein leichtes Hohlkreuz und Sie verlieren den Kontakt zu den oberen Tennisbällen. Etwa 4-mal wiederholen, dann der Übung nachspüren.

5. Übung:

- Sie liegen mit aufgestellten Beinen auf dem Rücken und haben wie vorher vier Tennisbälle unter Ihrem Kreuzbein. Rollen Sie nun mit dem Becken ein wenig hin und her, nach rechts und links. Konzentrieren Sie sich voll auf das Gefühl im Becken- und Lendenbereich. Spüren und genießen Sie die angenehme Massage des oft sehr verspannten Lendenmuskels. Versuchen Sie auch, auf und ab zu rollen.

Wiederholen Sie diese Bewegungen, solange es Ihnen Spaß macht. Danach in Ruhe nachspüren und den Atem im Beckenbereich beobachten.

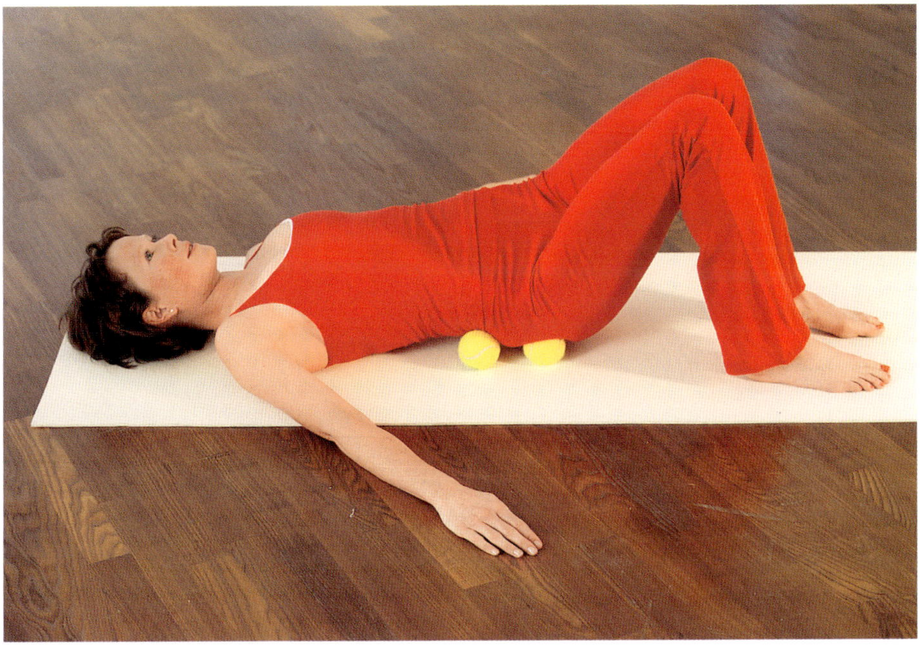

◄ 5. Übung

7. Übungsprogramm

In diesem Übungsprogramm wird als Hilfsmittel ein Ball benützt. Am besten ist ein großer Noppenball geeignet. Falls Sie keinen haben oder kaufen wollen, können Sie auch einen anderen Ball verwenden, evtl. sogar einen Luftballon – die sind robuster, als man meint. Der Vorteil des großen Noppenballs ist, dass er das menschliche Gewicht gut aushält und nebenbei einen angenehm massierenden Effekt hat. Falls Ihnen kein Ball zur Verfügung steht, können Sie die Übungen natürlich ohne machen, auch wenn sie dann nicht ganz so viel Spaß machen. Daneben benötigen Sie noch einen Hocker.

1. Übung

Bevor Sie mit der ersten Kräftigungsübung beginnen, massieren Sie Ihren Rücken und den Beckenbereich mit dem Ball:

- Stellen Sie sich eine Fußlänge vor eine Wand, legen Sie den Ball zwischen Wand und Rücken, beugen und strecken Sie die Knie und massieren Sie dadurch den Rücken – eine äußerst angenehme Übung. Danach den Ball zwischen Wand und Becken legen. Massieren Sie Ihren Beckenbereich, indem Sie ihn gegen den Ball drücken und mit dem Becken Kreise ausführen: mal größere, mal kleinere, mal links herum, mal rechts herum.
Die Knie sind dabei etwas gebeugt.

Links:
1. Übung

Rechts:
2. Übung

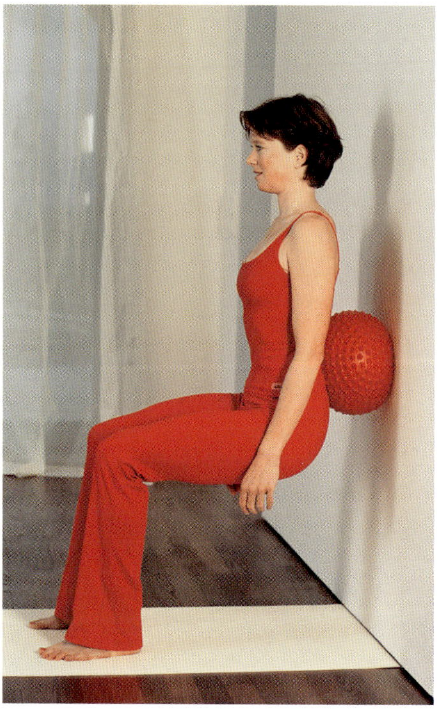

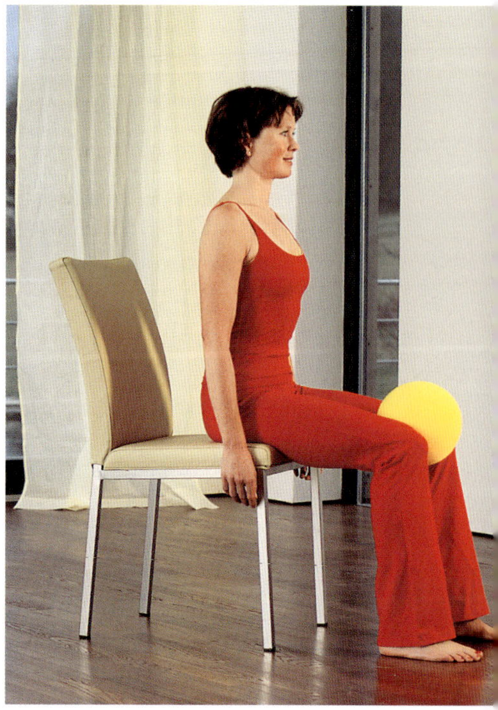

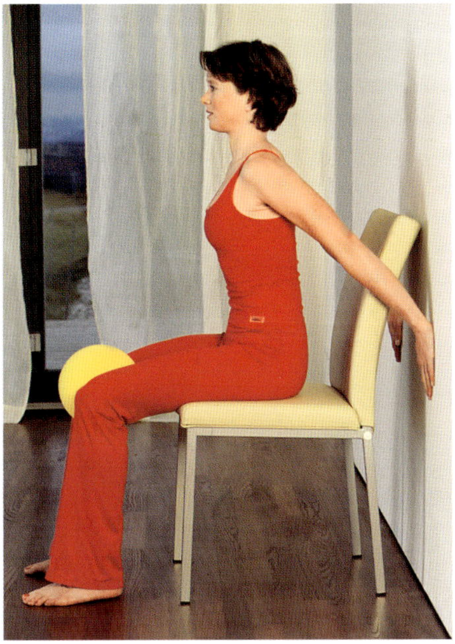

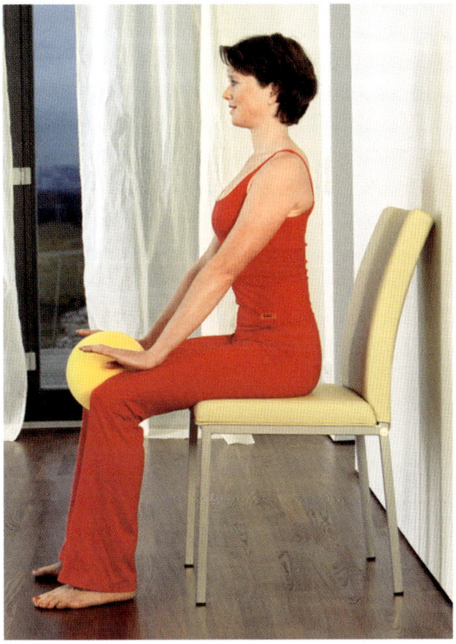

2. Übung

Setzen Sie sich auf einen Stuhl und klemmen Sie sich den Ball zwischen die Knie. Dann mit den Beinen versuchen, den Ball kräftig zusammenzudrücken; dabei Beckenboden- und Bauchmuskeln anspannen und weiteratmen. Denken Sie daran, den U-Muskel nach vorne aber auch die Sitzbeinhöcker zueinander zu ziehen. Saugen Sie die Beckenbodenmuskeln noch ein bisschen höher. Die Spannung lange aushalten, dann entspannen.

3. Übung

- Sie führen die gleiche Übung aus, jedoch auf einem Hocker vor einer Wand. Dabei drücken Sie beide Arme nach hinten gegen die Wand.

Drücken Sie den Ball mit den Knien zusammen und spannen Sie den Beckenboden so kräftig wie möglich an. Ziehen Sie ihn so fest Sie können nach innen oben. Gleichzeitig darauf achten, dass Sie aufrecht sitzen, und zur Unterstützung des Rückenmuskels drücken Sie noch beide Hände nach hinten gegen die Wand.
Diese Übung ist nicht nur ausgezeichnet für die Beckenbodenmuskulatur, sondern für die gesamte Haltung und wirkt insgesamt sehr aufrichtend.

- Ebenfalls entsprechend der 2. Übung, jedoch die Hände mit den Handwurzelknochen auf die Oberschenkel oberhalb der Knie aufsetzen und dagegen drücken – den Kopf gerade halten. Dadurch wird auch der Schultergürtel gut stabilisiert und die Schultern werden bewusst nach unten gezogen.

4. Übung

■ Legen Sie den Ball auf den Boden und setzen Sie sich auf ihn (der große Noppenball hält das gut aus, bei einem anderen Ball das Gewicht nicht zu sehr abgeben). Die Hände stützen hinten ab. Sie befinden sich dann in der umgekehrten Bankstellung.

■ Lassen Sie zuerst Ihr Becken mit dem Ball kreisen, verschieben Sie es vor und zurück oder zur Seite nach rechts und links und erspüren Sie die angenehme massierende, entspannende Wirkung.

■ Dann spannen Sie die Beckenboden-, Bauch- und Gesäßmuskeln kräftig an und heben das Becken ab. Die Spannung halten, dann gelöst zurücksitzen.

▶▼

4. Übung

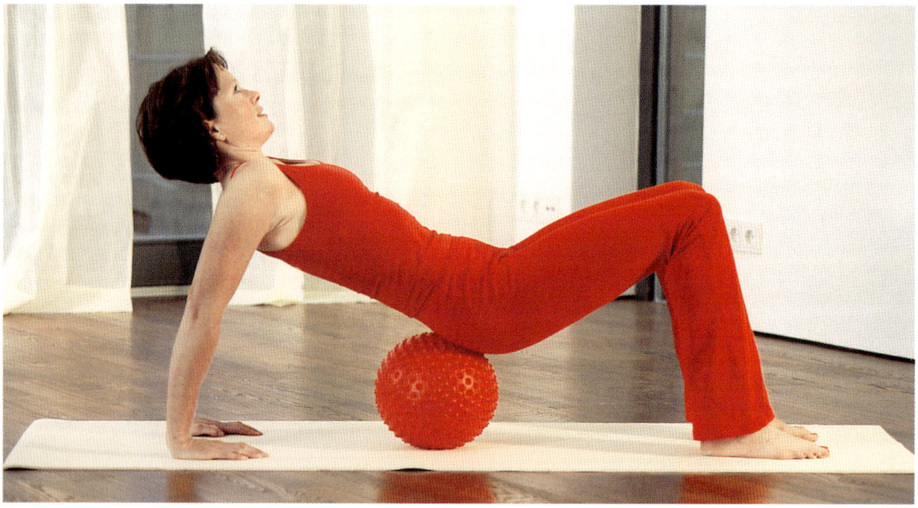

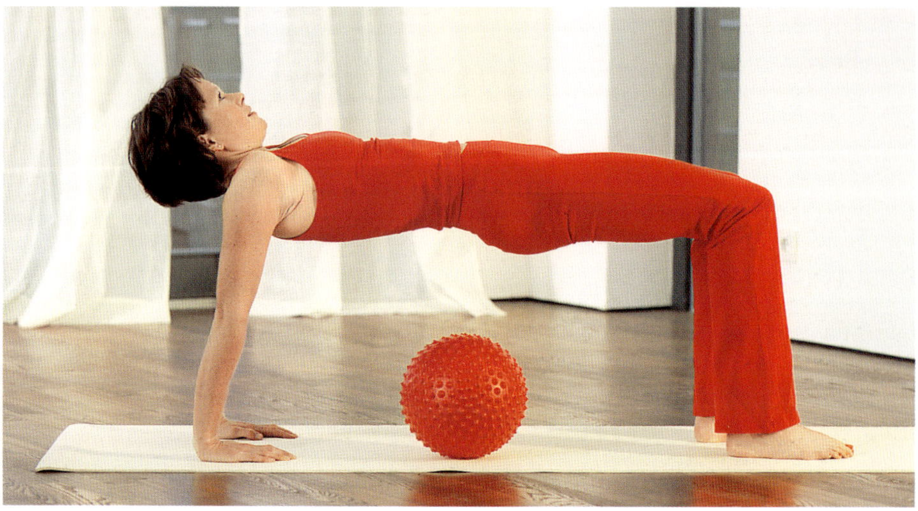

Nach 4 bis 6 Wiederholungen erneut gelöst und entspannt auf dem Ball kreisen.

■ Wie vorher. Wenn das Becken angehoben ist, zusätzlich das rechte Bein bis in die Waagerechte hochstrecken. So lange wie möglich halten, dann zurücksetzen. Im Wechsel mit dem anderen Bein ausführen.

5. Übung

■ Setzen Sie sich wieder auf den großen Noppenball oder einen anderen festen Ball und stützen Sie die Hände hinten auf. Die Füße stehen etwa hüftbreit auseinander. Sie drücken die Knie zusammen und spannen die Adduktoren mit den Beckenboden-, Bauch- und Gesäß-

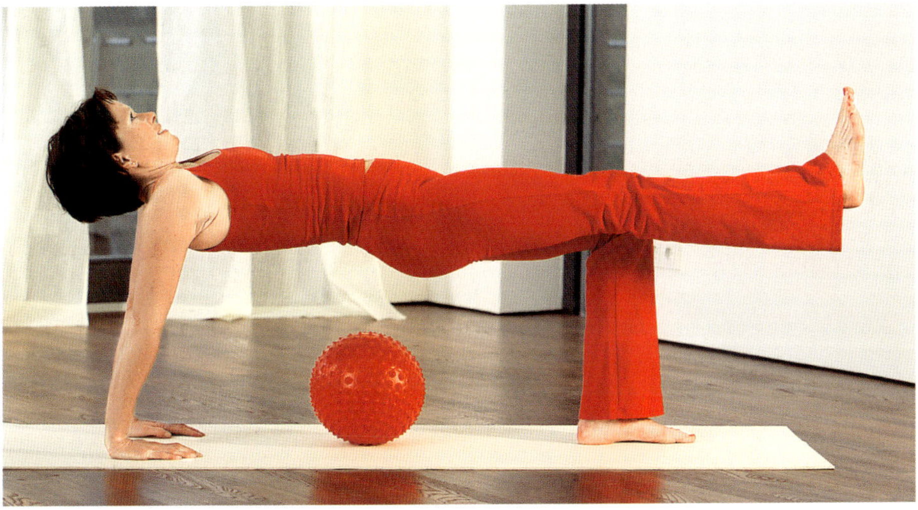

◀ 4. Übung

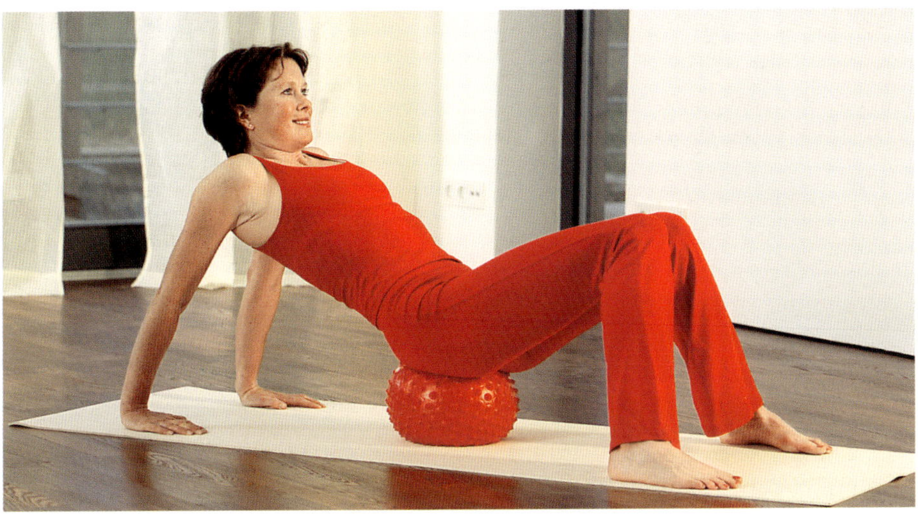

◀ 5. Übung

6. Übung

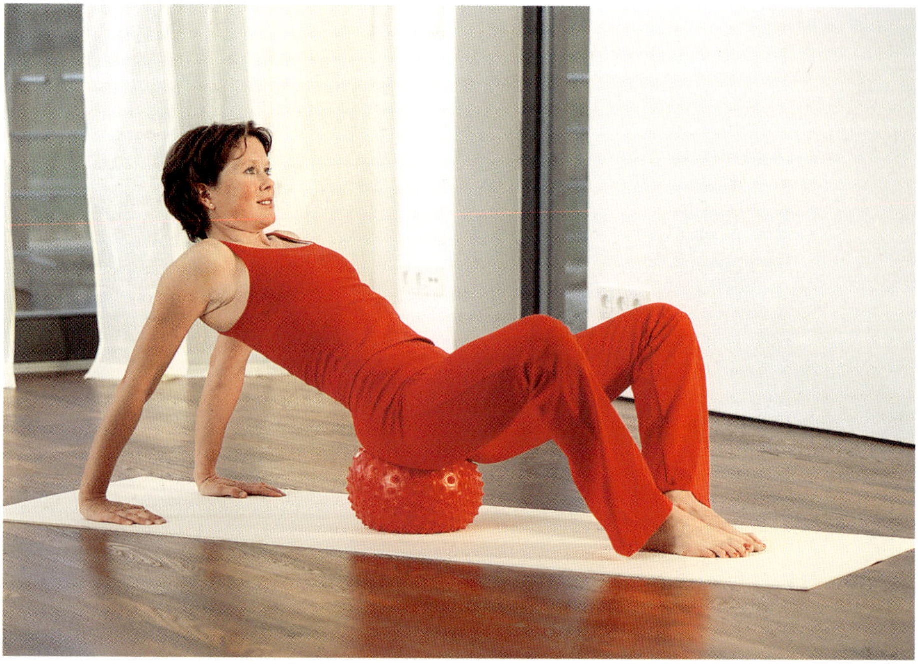

muskeln an. Die Spannung lange halten, dann entspannen – locker das Becken auf dem Ball kreisen lassen. Sooft Sie Lust haben wiederholen.

6. Übung:

- Die Ausgangsstellung ist die gleiche wie bei der 5. Übung, diesmal jedoch stellen Sie die Füße zusammen und lassen die Knie auseinander fallen. Erspüren Sie die Dehnung bewusst. Dann spannen Sie die Beckenboden- und Bauchmuskeln kräftig an und heben das Becken leicht ab. Die Spannung halten, dann locker zurücksetzen und das Becken über den Ball entspannt vor und zurück rollen.

8. Übungsprogramm

Dieses Übungsprogramm umfasst ausschließlich Übungen mit dem Sitzball. Er ist ein ideales Gymnastikgerät und hilfreich, wenn es um Rücken- oder Beckenbodenübungen geht. Auch lädt er immer wieder zu rückenfreundlichem Sitzen ein. Schon allein das Auspendeln des Gleichgewichts stärkt dabei wichtige Haltemuskeln. Die auflockernde Wirkung, die das Hüpfen auf dem großen Gymnastikball bietet, kann kein anderes Sitzutensil in ähnlicher Weise bieten. Falls Ihnen kein Sitzball zur Verfügung steht, können Sie die eine oder andere Übung auch auf einem Hocker ausüben.

1. Übung

- Sie sitzen auf dem Ball – achten Sie unbedingt auf eine aufrechte Haltung. Beginnen Sie mit lockerem Hüpfen. Spüren Sie die auflockernde Wirkung im Kreuz- und Beckenbereich? Lassen Sie auch die Schultern locker mithüpfen. Die Arme hängen dabei schwer nach unten.
- Wie vorher, aber bei jedem zweiten Hüpfer, wenn das Gesäß leicht über dem Ball schwebt, spannen Sie die Beckenbodenmuskeln bewusst an und saugen sie nach innen; später bei jedem Hüpfer.
- Entsprechend, jedoch beim Hüpfen die »Absprunghöhe« des Gesäßes etwas variieren.

Diese Übung verlangt schon ein sehr gutes Wahrnehmungsempfinden für den Beckenboden und sie sollte erst dann ausgeführt werden, wenn dieses schon etwas aufgebaut ist. Dann aber ist sie sehr zu empfehlen.

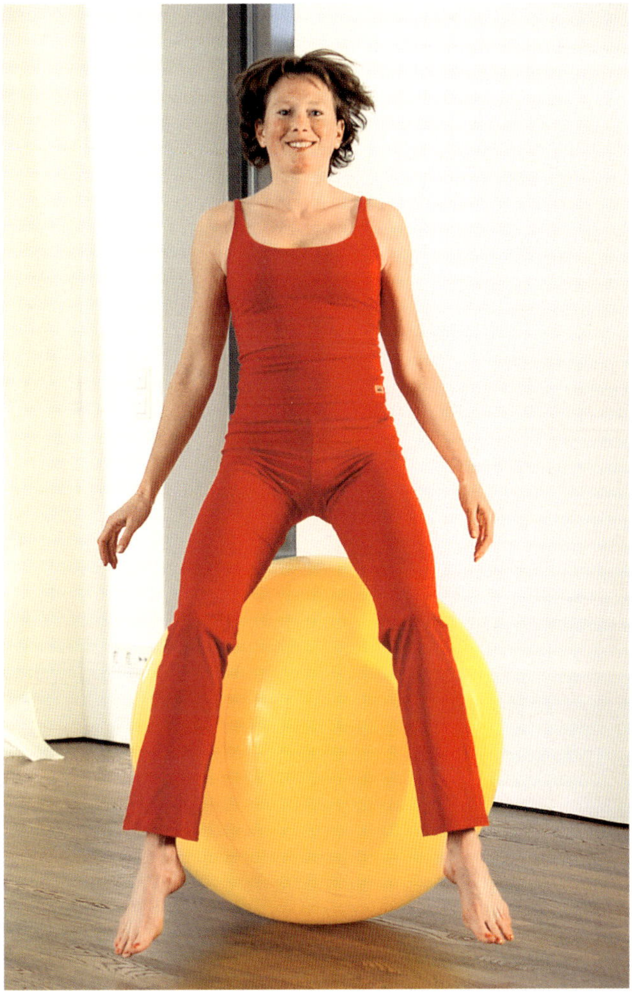

▲ 1. Übung

2. Übung

- Sie sitzen aufrecht auf dem Sitzball und stellen sich vor, ähnlich wie im 3. Übungsprogramm auf einem Zifferblatt zu sitzen. Dann das Becken im Uhrzeigersinn kreisen, später anders herum.

2. Übung

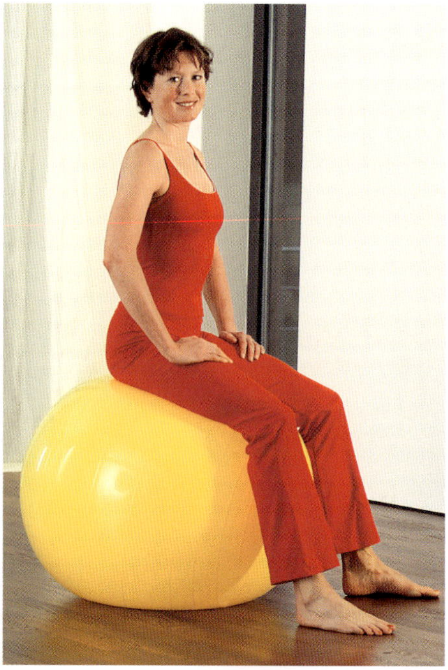

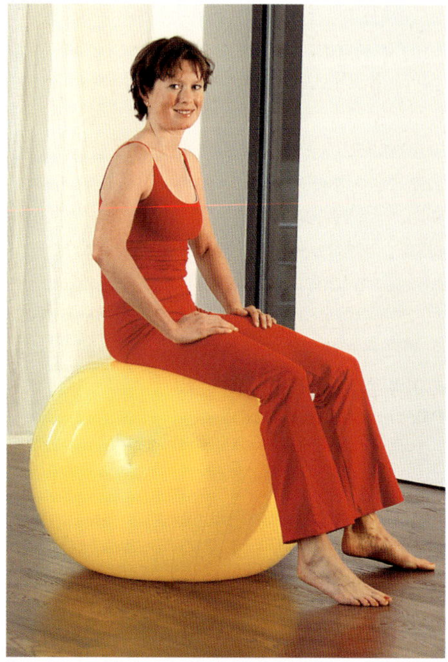

3. Übung

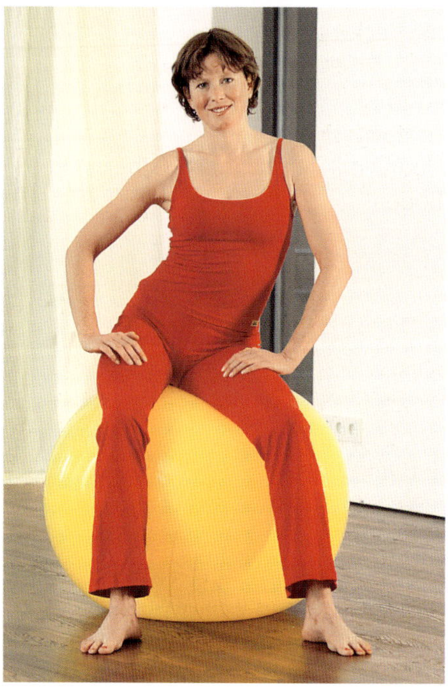

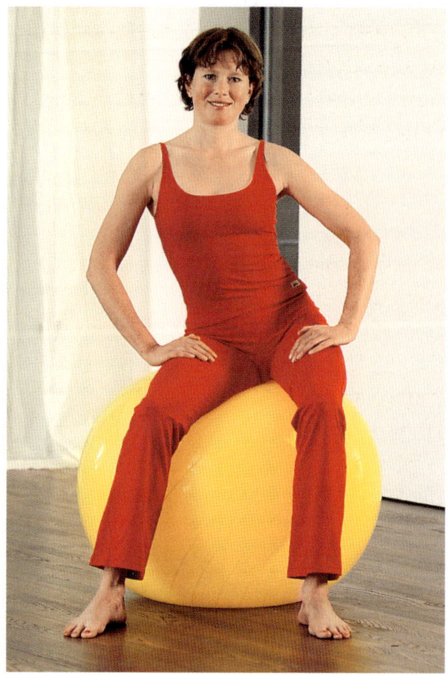

◀ 3. Übung

- Beim Nach-hinten-Kreisen die Bauch- und Beckenbodenmuskeln anspannen, beim Nach-vorne-Kreisen die Spannung loslassen.
- Das Becken abwechselnd vor und zurück schieben, also die Lendenwirbelsäule strecken und runden. Dabei locker lassen und gelöst ein- und ausatmen. Sich vorstellen, von der Ziffer 12 zur 6 zu wechseln und umgekehrt.
- Wie vorher, jedoch bei der Gewichtsverlagerung nach hinten die hintere After- und Steißbeinmuskulatur bewusst anspannen, beim Nach-vorne-Kippen des Beckens die hintere Spannung beibehalten und die vordere Muskulatur anspannen, vorziehen und insgesamt nach innen saugen. Danach einen Moment gelöst sitzen bleiben und das Becken locker kreisen lassen.
- Das Becken nach rechts und links verschieben, also von der 3 zur 9 und zurück – zuerst locker, dann mit Anspannung auf der Seite, auf die das Becken verschoben wird.

3. Übung

- Ziehen Sie im Wechsel die rechte und linke Beckenhälfte hoch in Richtung Rippen. Atmen Sie dabei aus und spannen Sie die Beckenboden- und Quere Bauchmuskulatur auf der »arbeitenden« Seite kräftig und bewusst an. Die Spannung mindestens 10 Sekunden halten, dann die Beckenhälfte langsam und gelöst zurückgleiten lassen und wieder entspannt einatmen. Fühlen Sie, wie Sie jetzt wieder auf beiden Sitzbeinknochen gleichmäßig sitzen? Dann die andere Beckenseite seitlich hochziehen und spüren, wie

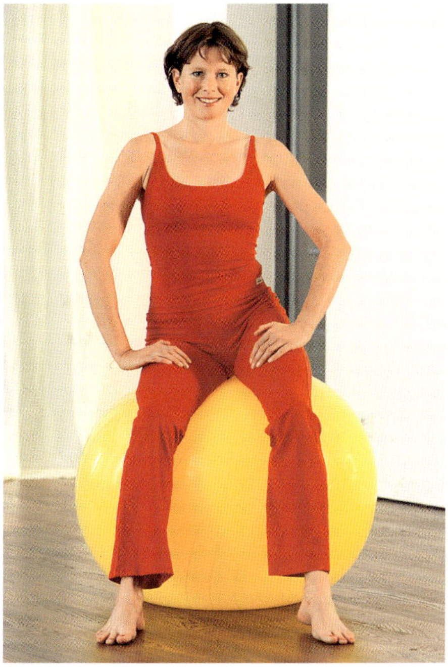

die Beckenbodenmuskulatur auf dieser Seite zusammengezogen wird. Beim Lösen der Spannung gelöst einatmen. Achtung: Die Fußsohlen bleiben bei der Übung mit ihrer ganzen Fläche auf dem Boden!

4. Übung

Eine sehr wichtige Übung, auch für den Alltag:

- Setzen Sie sich auf den Ball, wenn Sie keinen haben, auf einen Stuhl bzw. Hocker, und zwar auf das vordere Drittel. Setzen Sie Ihre Füße in einer leichten Schrittstellung auf, sodass beim Sitzball der eine Unterschenkel am Ball anliegt und der andere etwas vorgestellt ist; beim Stuhl befindet sich der erste Unterschenkel leicht unter der Sitzfläche.

4. Übung

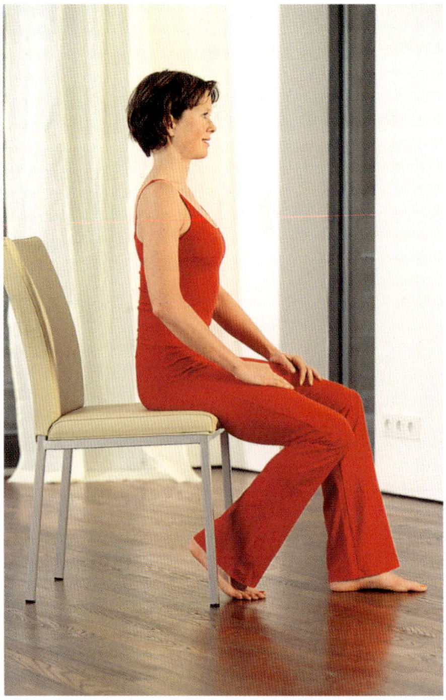

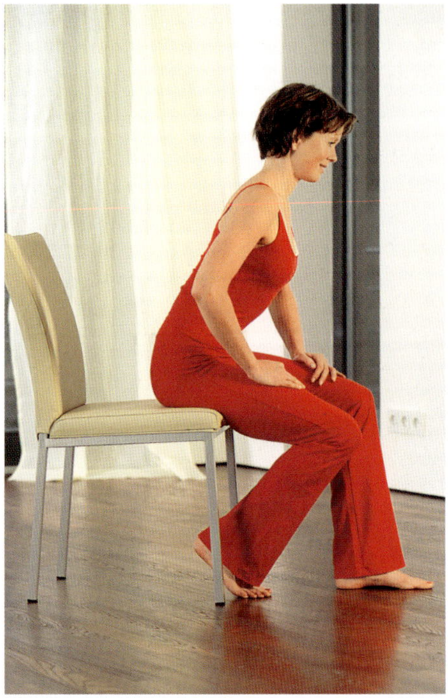

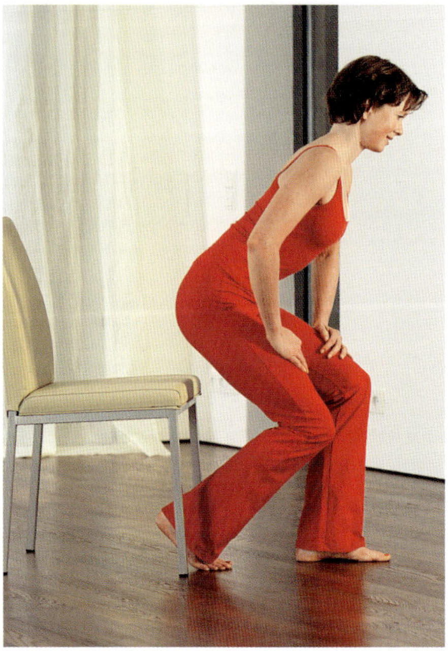

Nachdem Sie zuerst aufrecht auf den Sitzbeinhöckern sitzen, verlagern Sie dann das Gewicht bzw. den Körperschwerpunkt etwas nach vorne über Ihre Oberschenkel und die Füße. Der Rücken bleibt dabei unbedingt gerade.

- Legen Sie dann beide Hände entweder auf die Oberschenkel oberhalb der Knie oder zwischen die Beine auf den Sitzball bzw. die Stuhlvorderkante. Spannen Sie zuerst die Beckenbodenmuskeln kräftig an und heben Sie dann das Gesäß ein wenig ab, sodass die Last vor allen Dingen von den Beinmuskeln getragen wird. Die Arme und Hände helfen dabei durch ihr Abstützen entweder auf den Oberschenkeln oder am Sitzball bzw. an der Stuhlkante etwas nach. Bleiben Sie 6 bis 10 Sekunden in dieser

Haltung, wobei Sie die Spannung halten, jedoch locker weiteratmen. Dann entspannt zurücksitzen, tief durchatmen und evtl. das Becken locker kreisen. Wechseln Sie bei jeder Wiederholung die Beinstellung.

Auf diese Art und Weise können Sie sich das richtige Aufstehen, das den Rücken und den Beckenboden schont, antrainieren. Üben Sie es häufig, denn diese ständige Alltagsbewegung beeinflusst Beckenboden und Rücken außerordentlich.

- Üben Sie dann auch den gesamten Bewegungsablauf des Aufstehens und Hinsetzens, indem Sie mit angespanntem Beckenboden ganz aufstehen, im aufrechten Stehen die Spannung kurz loslassen und dann die genannte Muskulatur wieder anspannen und sich auf die gleiche Art und Weise wieder hinsetzen. Üben Sie diesen Bewegungsablauf einige Male hintereinander und achten Sie darauf, dass Sie dabei nicht den Atem anhalten.

5. Übung

Diese Übung, die nur auf dem Sitzball möglich ist, wirkt auf den Organismus lockernd und lösend, entspannt verkrampfte Rückenmuskeln und wirkt sich günstig auf Wirbelsäulenbeschwerden aus. Daneben ist die »Froschübung« durchaus vergnüglich.

- Legen Sie sich mit dem Bauch über den Sitzball und stützen Sie die Hände vorne und die Zehen hinten auf; die Ellenbogen zeigen leicht nach außen, die

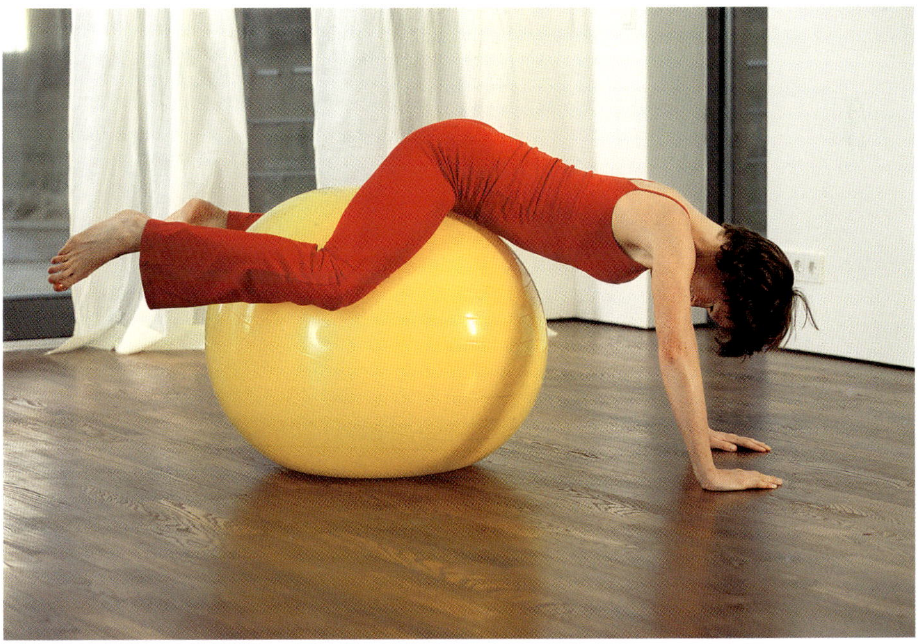

5. Übung

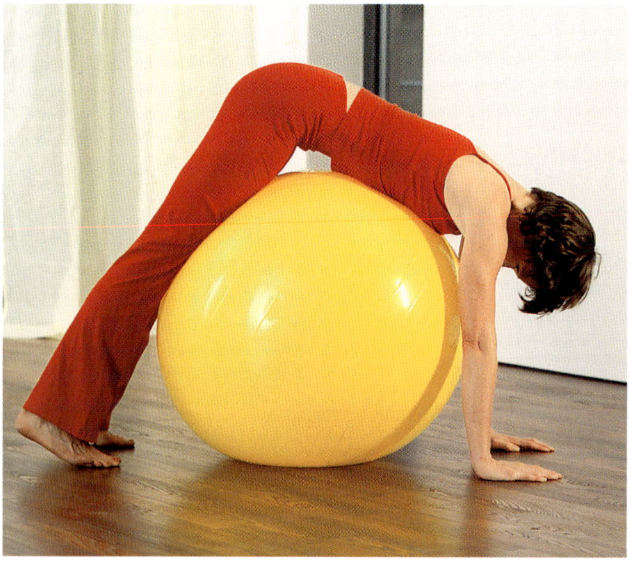

5. Übung

Oberschenkel liegen am Ball an. Lassen Sie den Kopf schwer nach unten hängen (knicken Sie ihn keinesfalls nach oben ab!). Stoßen Sie sich mit den Füßen hinten leicht ab, sodass mehr Gewicht auf die Hände kommt, dann stoßen Sie sich mit den Händen ab, sodass die Füße mehr belastet werden. Einige Male hin und her bewegen, ruhig auch etwas schneller werden.

- Wie vorher, aber nun seitlich hin und her schaukeln: Sie stoßen sich mit der rechten Hand und dem rechten Fuß nach links ab und umgekehrt (ohne Abb.).
- Wollen Sie noch einmal eine Anspannungsübung machen? In dieser Lage ist dies gut möglich: Stützen Sie Hände und Füße wieder am Boden auf. Jetzt heben Sie Becken und Po möglichst hoch an und bilden sozusagen einen »Tunnel« unter sich. Spannen Sie in dieser Stellung die Beckenbodenmuskeln kräftig an und ziehen Sie sie nach innen. Auch den Bauch gut anspannen; währenddessen ausatmen. Außerdem können Sie versuchen, mit Händen und Füßen möglichst nah an den Ball heranzukommen. Danach legen Sie sich gelöst auf den Ball und wiederholen die »Froschübung«.

6. Übung

- Legen Sie sich auf den Rücken, die Unterschenkel und Fersen auf einen Pezzi-Ball. Die Arme liegen neben dem Körper, wobei die Handflächen nach oben zeigen.
- Ziehen Sie zuerst die Fußspitzen an und heben Sie dann das Becken hoch an, sodass der Körper von den Füßen bis zu den Schultern eine Linie bildet. Spannen Sie jetzt Po und Beckenboden kräftig an und ziehen Sie die inneren Muskeln noch mehr in den Körper hinein. Die Spannung 6 bis 10 Sekunden halten und dabei gelöst weiteratmen. Danach das Becken langsam ablegen, wobei Sie sich darauf konzentrieren sollten, die Wirbelsäule Wirbel für Wirbel ganz langsam abzulegen.
- Variation 1: Ausgangsstellung wie vorher. Wenn das Becken angehoben ist, einatmen und dann beim Ausatmen die Beckenbodenmuskeln anspannen und das Becken in kleinen Bewegungen auf und ab wippen.
- Variation 2: Ausgangsstellung wie vorher. Rückenlage, die Fersen liegen auf dem Pezzi-Ball, das Becken anheben. Dann die Beckenbodenmuskeln anspannen und den Ball mit den Fersen in Richtung Gesäß rollen. Diese Position kurz halten, dann wieder zurückrollen.

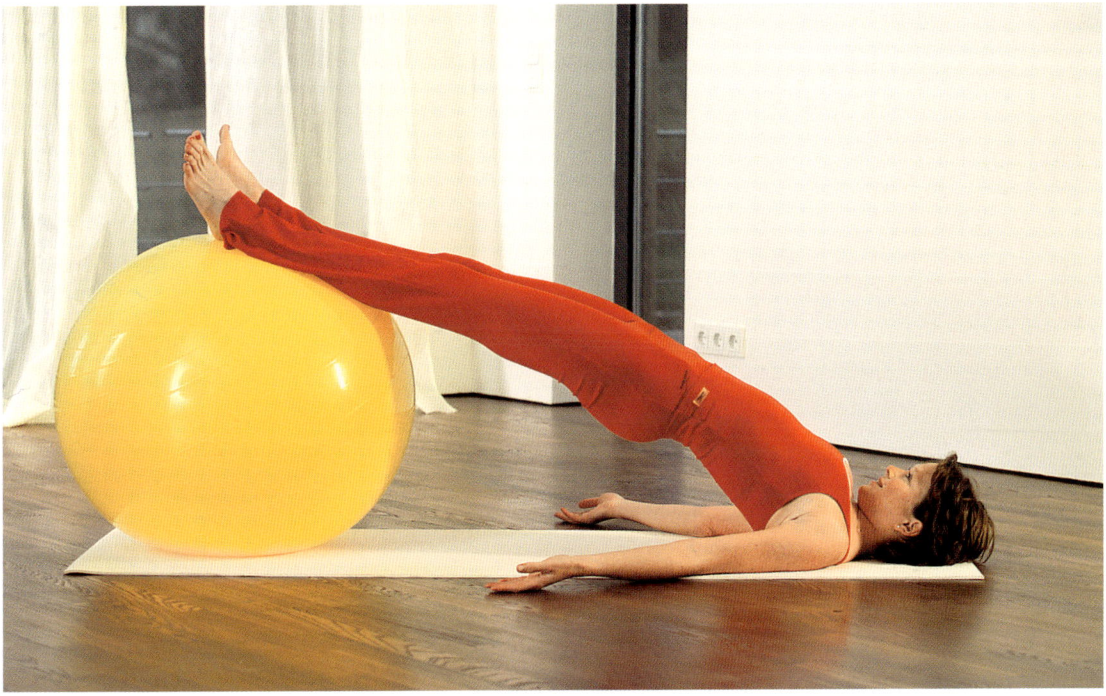

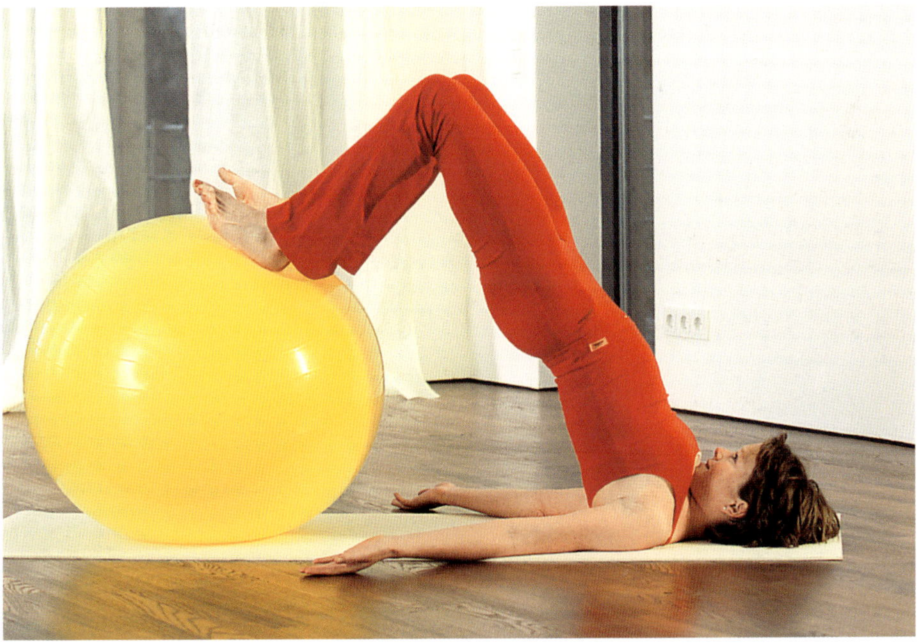

Oben:
6. Übung

Unten:
Variation 2

9. Übungsprogramm

Sie benötigen einen Stuhl, eine Decke oder einen (Noppen-) Ball zum Unterlegen, zum Entspannen mehrere Kissen, Polster oder eine Rolle.

1. Übung

Nachdem Mund und Beckenboden reflektorisch miteinander zusammenhängen, können Sie einen energielosen, unsensiblen, zu wenig reaktionsfähigen Beckenboden entspannen und reaktionsbereiter machen, indem Sie Ihren Mund entspannen.

- Sie stehen oder sitzen. Spannen Sie zunächst den ringförmigen Mundschließmuskel kräftig an, indem Sie den Mund wie zu einem Kussmund zuspitzen und dann die Lippen kräftig zusammenpressen. Nehmen Sie die Spannung wahr, dann fällt Ihnen die bewusste Entspannung leichter. Nach 6 bis 10 Sekunden die Spannung wieder lösen und entspannen.

Spüren Sie, wie Ihr Mund sozusagen auseinander fließt. Wenn Sie diese Übung oft wiederholen, strafft dies nicht nur die Haut um Mund und Lippen, sondern hält das Kollagen weicher und die Muskeln elastischer. Durch die Bewusstheit der Entspannung bleiben die Gesichtszüge weicher, Falten können sich weniger tief eingraben.
Im Gegensatz dazu stehen verbitterte, verhärtete, aussagelose Gesichtszüge. Auf reflektorische Weise wird durch die Entspannung auch der Beckenboden günstig beeinflusst.

- Nun verbinden Sie bewusst die Mund- mit der Beckenbodenübung: Spannen Sie gleichzeitig den Mund und die Beckenbodenmuskeln an. Spüren Sie die Spannung sowohl unten als auch oben und halten Sie sie mindestens 10 Sekunden aus. Ziehen Sie bewusst alle ringförmigen Muskeln zu ihrem Mittelpunkt hin zusammen. Dann locker lassen und bewusst das »Auseinanderfließen« wahrnehmen. Nach einigen Wiederholungen können Sie besonders um den Mundbereich spüren, wie es angenehm prickelt und die Durchblutung in Schwung gekommen ist. Auch im Beckenbodenbereich findet dieser Prozess statt, auch wenn man etwas länger braucht, um dies dort so deutlich zu spüren.
- Eine weitere Übung für den Mundbereich (daneben auch gegen ein Doppel-

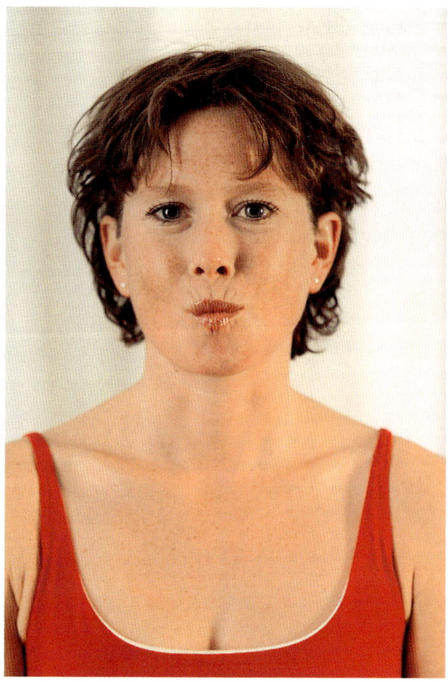

1. Übung

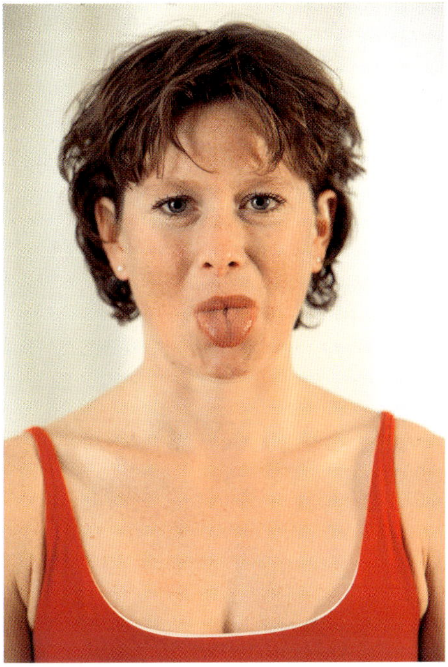

kinn) und den Beckenboden: Strecken Sie zunächst einige Male die Zunge mit einer leichten Tendenz nach unten weit heraus und ziehen Sie sie wieder zurück. Besonders der Kinnboden wird bei dieser Übung angesprochen, und das wirkt sich auch auf den Beckenboden aus.
Nun verbinden Sie wieder beides: Während Sie die Zunge herausstrecken, ziehen Sie den Beckenboden nach innen oben; beim Einziehen der Zunge kurz die Beckenbodenspannung etwas loslassen, aber nur ein wenig, nicht ganz. Dann entspannen und nachspüren.

- Dann wird es noch etwas intensiver: Jedesmal wenn Sie die Zunge herausstrecken, ziehen Sie den Beckenboden noch tiefer nach innen. Währenddessen die Spannung nicht loslassen. Denken Sie dabei an die Aufzugübung des 2. Übungsprogramms. Danach Mund, Zunge und Beckenboden entspannen und den Atem zuerst zum Beckenboden, dann hoch zum Mundboden und in den Rachenraum schicken. Die Weite beim Einatmen spüren. Beim langen und langsamen Ausatmen stellen Sie sich vor, dass sich Beckenboden und Mund etwas nähern.

Zu dieser Übung ist es interessant zu wissen, dass es zwischen Mundboden und Beckenboden eine reflexartige Verbindung gibt. Sehr häufig ist es deshalb so, dass, wenn man den Beckenboden anspannen will, man gleichzeitig den Mundboden anspannt und ebenso umgekehrt. Wenn man den Mundboden entspannt, entspannt sich gleichzeitig auch der Beckenboden.
Ein anderer Reflexpunkt zu den Beckenbodenmuskeln liegt zwischen den Augenbrauen, ein weiterer zwischen den Schulterblättern, und zwar an deren unterem Ende.
Übung: Sitzen oder stehen Sie aufrecht und ziehen Sie beide Schulterblätter zur Mitte hin zusammen. Spannen Sie gleichzeitig den Beckenboden an, indem Sie ihn zusammenkneifen und nach oben ziehen. Konzentrieren Sie sich auch darauf, beide Sitzbeinknochen zueinanderziehen zu wollen. Lassen Sie den Atem dabei entspannt weiterfließen. Nach 6 bis 10 Sekunden die Spannung lösen, aber aufrecht sitzen bleiben. Beobachten Sie den Atem einen Moment, wie er ganz besonders zum Beckenboden und auch zu den Schulterblättern hin fließt.
Achten Sie darauf, dass das Gesicht während der Übung ganz entspannt bleibt.

◄ **1. Übung**

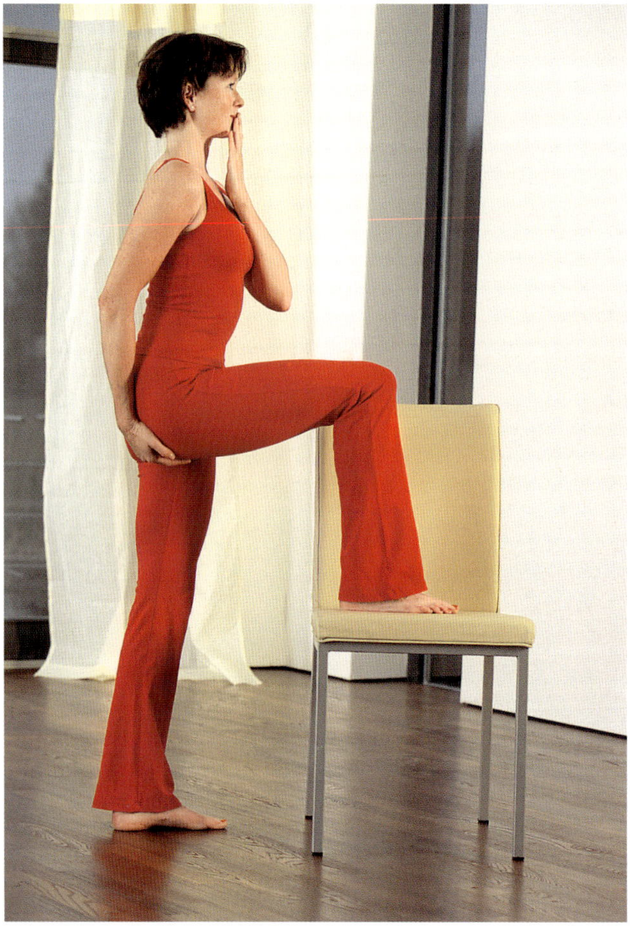

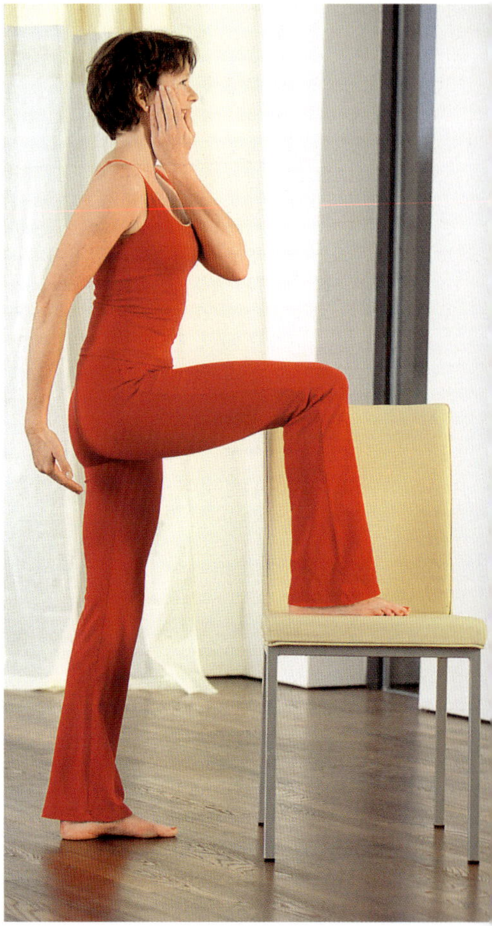

▲ 2. Übung

2. Übung

Eine gute Übung, um einen verkrampften, »toten« Beckenboden aufzulockern und »aufzuwecken«:

- Sie stehen vor einem Stuhl. Stellen Sie einen Fuß auf dessen Sitzfläche. Dann beklopfen Sie mit einer Hand den Beckenboden leicht und locker von unten, mit der anderen Hand die Wangen, und zwar von rechts über den Mund nach links und umgekehrt. So lange ausführen, wie Sie wollen, ab und zu die Hände wechseln.
- Lassen Sie auch einmal eine Hand auf dem Beckenboden und die andere über dem Mund liegen. Spannen Sie dann bewusst die bedeckten Partien ganz kräftig an und tun Sie so, als ob Sie nicht nur den Beckenboden, sondern auch die Lippen nach innen saugen wollten. Nach etwa 10 Sekunden locker lassen und wieder weiterklopfen. Ab und zu die Beinstellung wechseln.

3. Übung

In der gleichen Ausgangsstellung wie vorher:

■ Legen Sie die Finger einer Hand an das Schambein oder leicht tiefer, die Finger der anderen Hand an das Steißbein. Versuchen Sie zuerst (in der Vorstellung), die Steißbeinspitze hinten hochzuziehen, dann den Scheidenmuskel nach vorne in Richtung Schambein zu ziehen. Spüren Sie die gesamte Spannung vom Steißbein bis zum Schambein und halten Sie sie 10 bis 20 Sekunden; dann locker lassen und das Bein wechseln.

4. Übung

■ Legen Sie sich mit dem Bauch auf den Boden, und zwar entweder über eine fest zusammengerollte Decke oder über den großen Noppenball bzw. einen anderen Ball. Decke oder Ball sollten unter dem Becken liegen (nicht unter dem Bauch, damit kein Hohlkreuz entsteht). Um zu verhindern, dass der Ball auf die Blase drückt, sollten Sie sie vorher leeren.

Stellen Sie die Zehen auf und ziehen Sie die Unterarme etwas zum Körper heran. Dann stützen Sie sich auf Zehenspitzen und Unterarmen auf, wobei Sie zuerst die Beckenboden-, Bauch- und Gesäßmuskulatur kräftig anspannen, sodass der ganze Körper wie ein Brett gespannt ist. Sie dürfen dabei nicht ins Hohlkreuz sinken – falls dies der Fall wäre, die Übung sofort abbrechen und zu einem späteren Zeitpunkt erneut versuchen. Wichtig: Der ganze Körper befindet sich in einer Linie, auch Kopf und Nacken (der Blick ist nach unten gerichtet).

Die Spannung 5 bis 10 Sekunden halten, wenn Sie können auch länger, dann zuerst die Knie, danach das Becken gelöst ablegen, entspannt nachspüren und durchatmen. Falls Sie über dem Noppenball oder einem anderen Ball liegen, können Sie leicht und locker hin und her, vor und zurück rollen oder kreisen.

▼ 3. Übung

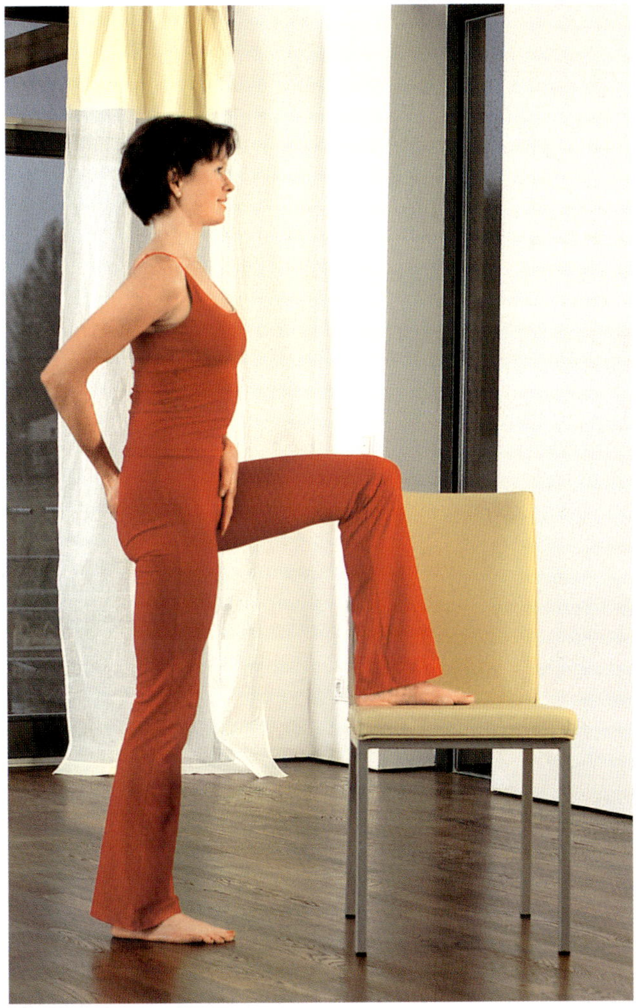

4. Übung

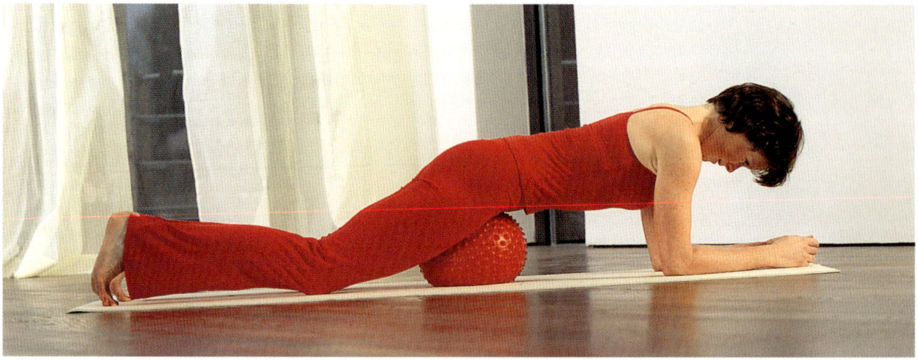

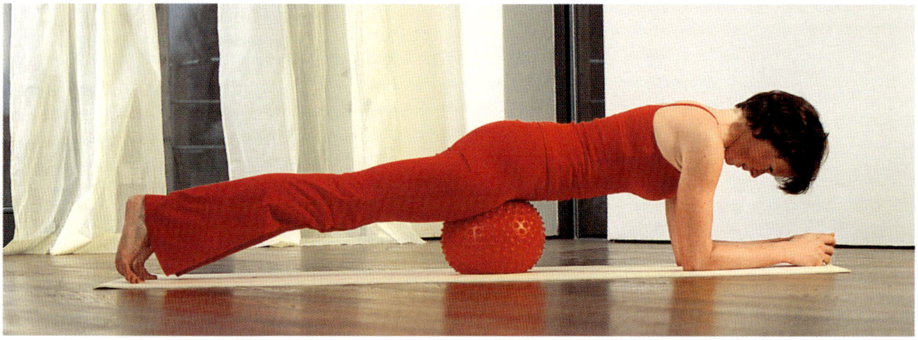

5. Übung

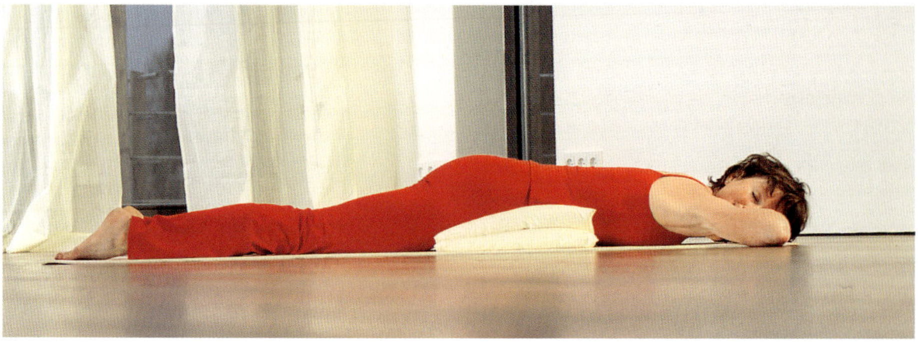

5. Übung

Jetzt ist Entspannung angesagt:

- Entweder legen Sie sich bäuchlings über einen Sitzball bzw. gepolsterten Stuhl oder über eine Rolle bzw. Kissenberg am Boden. Die Entspannung genießen, locker durchatmen und den Übungen nachspüren.

Die Entspannung ist immer wieder sehr wichtig. In der Entspannungsphase kann sich der Muskel aufbauen und mit genügend Sauerstoff versorgt werden. Genießen Sie den gelösten Atem.

10. Übungsprogramm

Dieses Programm eignet sich besonders für bereits Geübte. Sie benötigen dazu einen Sitzball, einen großen Noppenball und ein Thera-Band aus Latex, evtl. noch zwei leichte Hanteln.

1. Übung

- Legen Sie sich auf den Boden und lassen Sie die Unterschenkel bequem auf dem Sitzball ruhen. Schieben Sie den großen Noppenball unter Ihr Becken und lassen Sie das Becken schwer auf diesem ruhen. Sie werden diese Lagerung bald als sehr angenehm empfinden. Nicht nur der Beckenboden wird entlastet, sondern auch das Kreuz. Falls Sie größere Schwierigkeiten haben, den Ball unter das Becken zu rollen, legen Sie einfach eine dicke, zusammengerollte Decke darunter.
Zuerst den Atem gelöst fließen lassen. Die befreiende Wirkung dieser Lagerung auf den Beckenboden genießen. Dann Bauch, Beckenboden und die Gesäßmuskeln anspannen und das Becken abheben, sodass zwischen Noppenball und Becken etwas Luft ist.
Die Spannung halten, dabei ausatmen. Danach das Becken wieder auf dem Noppenball ablegen und gelöst einatmen.
- Intensiver wird die Übung mit zwei Hanteln oder zwei Flaschen in der rechten und linken Hand: Zuerst wieder die Spannung aufbauen und das Becken abheben. Jetzt noch das rechte Bein senkrecht hochstrecken und mit der linken Hand (mit Hantel) zum rechten Bein ziehen. Den Kopf dabei etwas mit anheben. Danach gelöst zurücklegen; im Wechsel mit der anderen Seite üben.

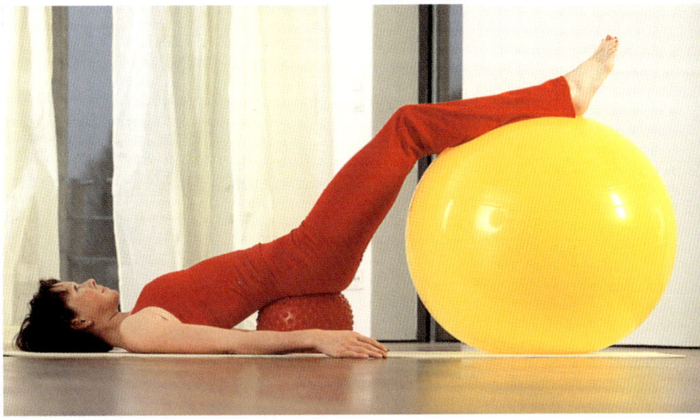

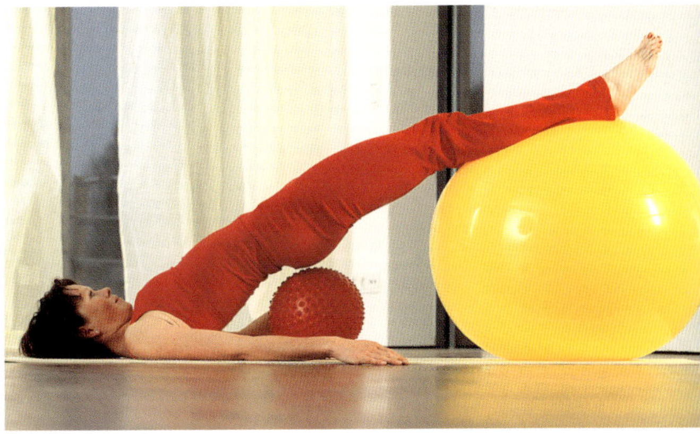

▲ 1. Übung

2. Übung

- Rückenlage, beide Fußsohlen auf den Sitzball legen. Dann ausatmend die Unterleibsmuskeln anspannen und das Becken leicht anheben. Danach wieder locker ablegen und einatmen.
- Diese Übung wird noch effektiver, wenn Sie ein Thera-Band eng um die Fußgelenke knoten und nach dem Anheben des Beckens einen Fuß gegen den

1. Übung

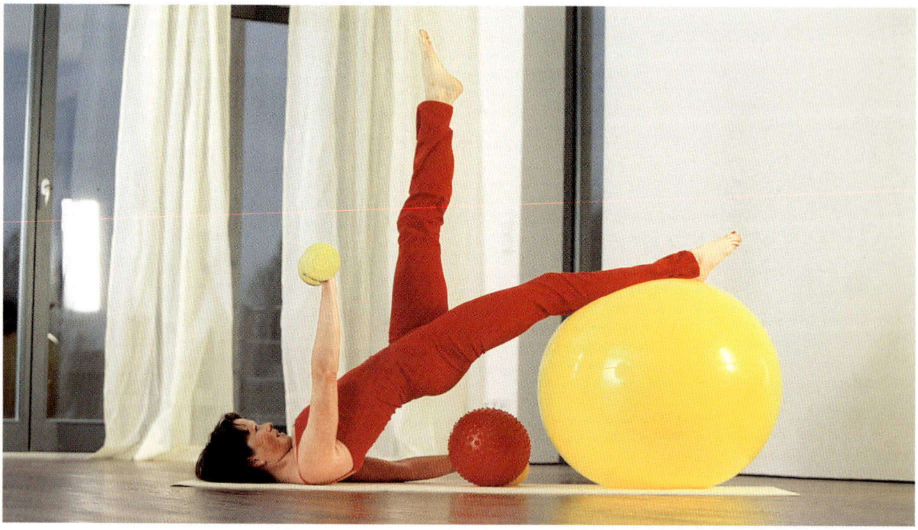

2. Übung

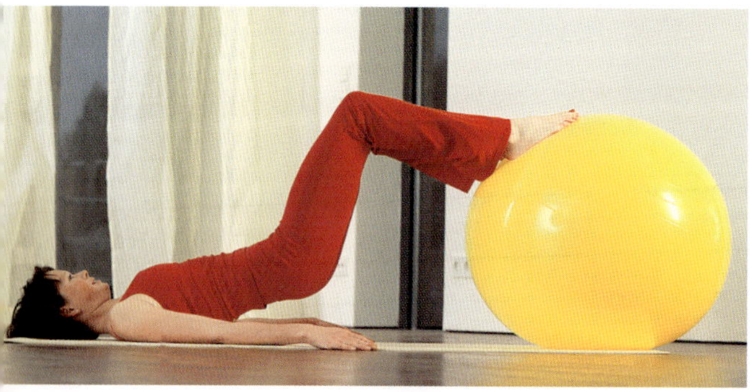

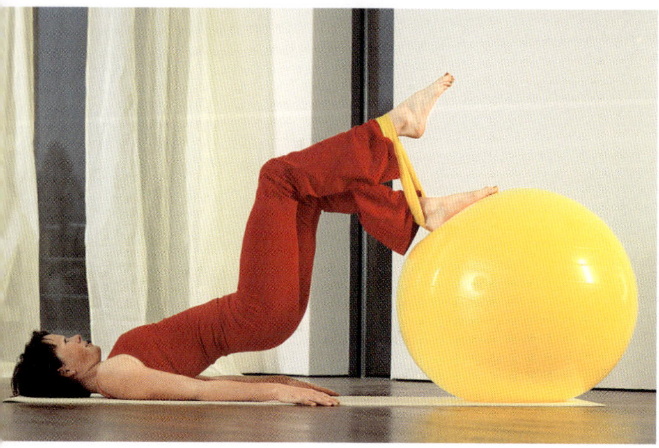

Widerstand des Bandes anheben. Danach locker Fuß und Becken zurücklegen. Im Wechsel mit dem anderen Fuß üben.

■ Noch eine Variante: Die gleiche Übung wie vorher (mit Thera-Band), jedoch dabei zusätzlich den großen Noppenball unter das Becken legen. Dadurch wird der Sog auf den Beckenboden und die Organe in das Leibesinnere noch größer.

3. Übung

■ In der gleichen Ausgangsstellung wie vorher legen Sie das Thera-Band über die rechte Fußsohle und halten die Enden unten mit den Händen fest. Dann die Beckenbodenmuskeln anspannen und das Bein nach oben in Richtung Decke strecken. Auch das Becken hebt dabei etwas vom Boden ab. Das Gleichgewicht auf dem Ball muss mit dem anderen Fuß gehalten werden. Falls Ihnen dies anfangs jedoch sehr schwer fällt,

3. Übung

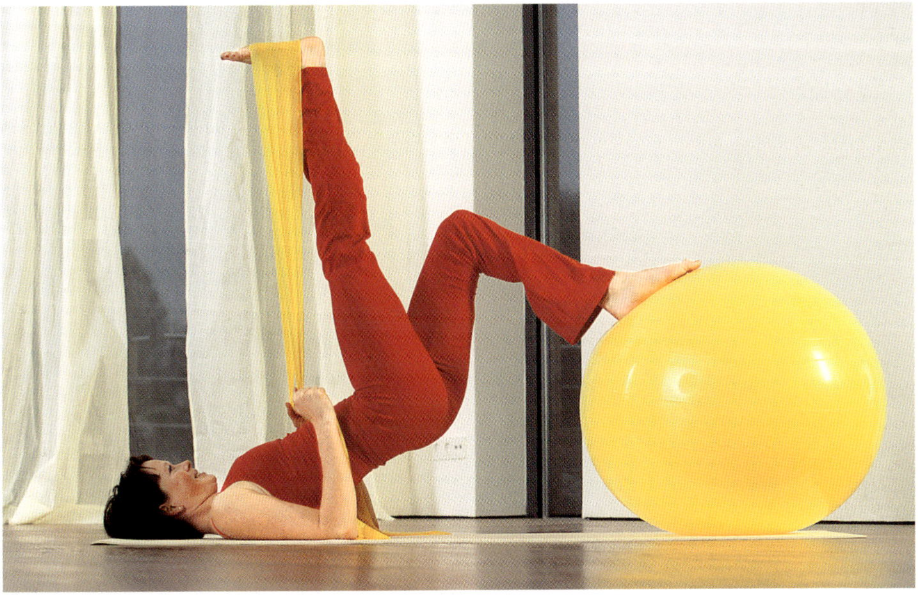

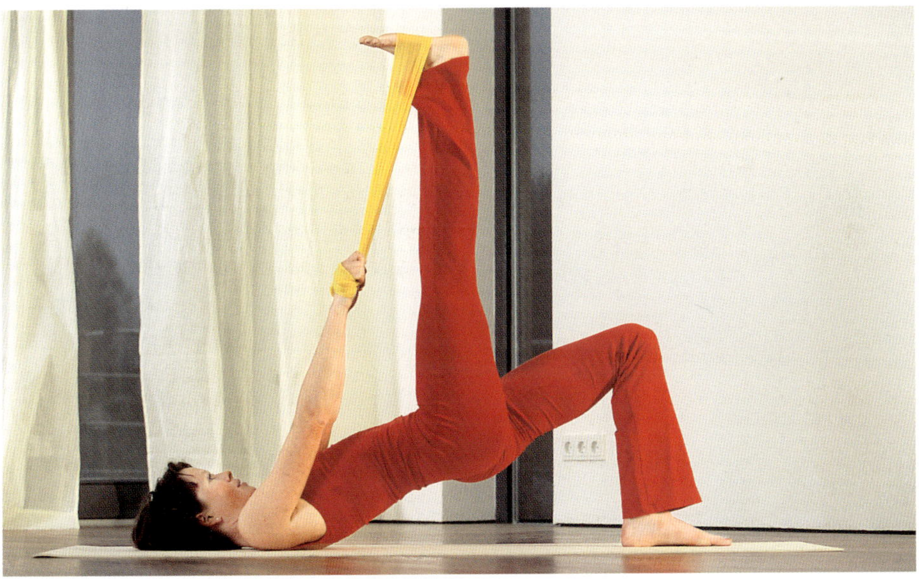

üben Sie zunächst ohne Sitzball, nur mit auf dem Boden aufgestellten Füßen. Auch dann gilt: Ausatmend ein Bein gegen den Widerstand des Bandes nach oben zur Decke schieben. Beim Zurücksetzen einatmen. Im Wechsel mit dem rechten bzw. linken Bein ausführen. Jede Seite 2- bis 4-mal.

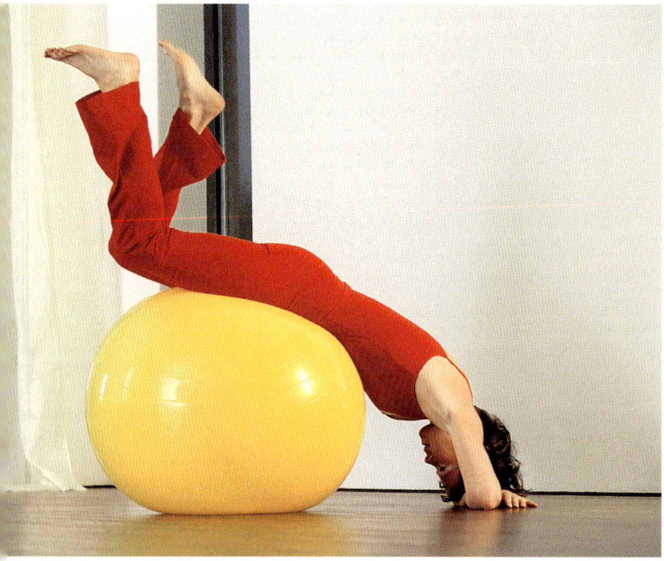

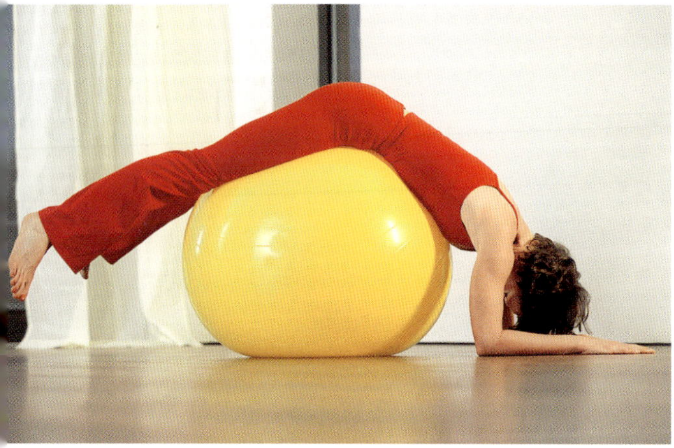

▲
Oben:
4. Übung

Unten:
5. Übung

4. Übung

■ Vor dem Sitzball knien und dann bäuchlings darüber rollen. Mit den Händen nach vorne wandern, bis der Ball unter den Oberschenkeln liegt. Dann den Oberkörper etwas senken und sich auf die Unterarme aufstützen. Die Unterschenkel senkrecht anheben.

Die Beckenbodenmuskeln kräftig anspannen und die rechte Fußsohle nach oben drücken. Mit dem Unterschenkel in minimalen Bewegungen auf und ab wippen. Dabei unbedingt die Beckenbodenspannung halten. Nach 6 bis 10 Sekunden den Oberschenkel dieses Beins auf dem Ball ablegen. Der Unterschenkel zeigt aber weiterhin senkrecht nach oben. Der Beckenboden ist jetzt entspannt. Dann den Muskel wieder kräftig anspannen und mit dem linken Knie ein wenig auf und ab wippen. Nicht vergessen: Die Fußsohle zeigt dabei nach oben zur Decke. Die Übung mit beiden Beinen 2- bis 4-mal ausführen. Danach entspannen, zum Beispiel wie in Übung 6.

5. Übung

■ Sie nehmen die gleiche Ausgangsstellung wie vorher ein, winkeln jedoch die Unterschenkel nicht an, sondern lassen sie gestreckt. Dann die Beckenbodenmuskeln anspannen und den Ball mit den Oberschenkeln zu sich herrollen. Das Becken wird dabei etwas mehr angehoben. Die Spannung so lange halten, wie Sie ausatmen können. Dann gelöst zurückrollen und einatmen (eine wunderbare Übung gegen Unterleibssenkungen und auch gegen Kreuzschmerzen).

6. Übung

■ Legen Sie sich schwer und gelöst über den Sitzball und lassen Sie die Entspannung sich ausbreiten.
Lassen Sie den Kopf schwer nach unten hängen und spüren Sie auch die angenehme Dehnung im Kreuzbereich.

11. Übungsprogramm

Hilfsmittel für dieses Übungsprogramm sind der Sitzball, das Thera-Band und eine zusammengerollte Decke.

1. Übung

- Aufrecht auf dem Ball sitzen und sich dabei auf die Sitzbeinknochen konzentrieren. Den Ball von den Sitzbeinknochen aus vor und zurück bewegen. Einige Male wiederholen. Dann beim Vorrollen des Balles die Beckenbodenmuskulatur maximal anspannen, dabei ausatmen. Beim Zurückrollen in die aufrechte Ausgangsstellung wieder einatmen. Danach den Ball nach hinten rollen, die Beckenbodenmuskulatur wieder kräftig anspannen und ausatmen. Beim Vorrollen ruhig einatmen.
- Wie vorher, jedoch nur als Widerstandsübung: Sie legen dazu die Fingerkuppen einer Hand an die Vorderseite, die der anderen Hand an die Rückseite des Balles, sodass der Ball zwischen beiden Händen liegt. Jedesmal wenn Sie den Ball nach vorne rollen, bremsen die vorderen Fingerkuppen die Ballbewegung; wenn Sie den Ball nach hinten rollen, bremst die hintere Hand.
- Den Ball entsprechend mit den Sitzbeinknochen zur Seite nach rechts und links hin und her rollen.
- Auch diese Übung mit seitlicher Bremswirkung der Hände durchführen.

2. Übung:

- Dasselbe im Lang- oder Hocksitz: Schaukeln Sie zuerst mit gestreckten, dann mit angehockten Beinen auf den Sitzbeinhöckern hin und her.

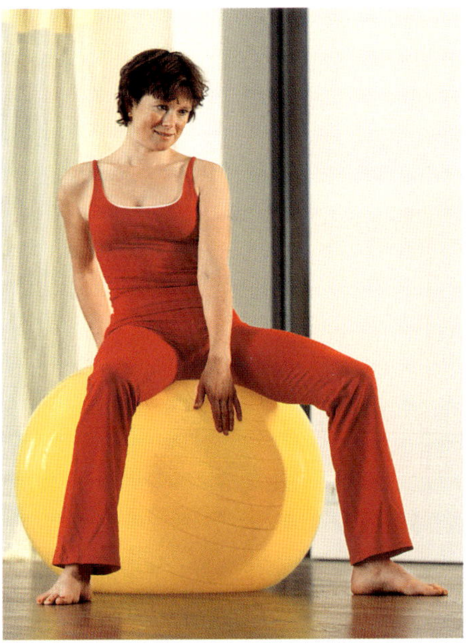

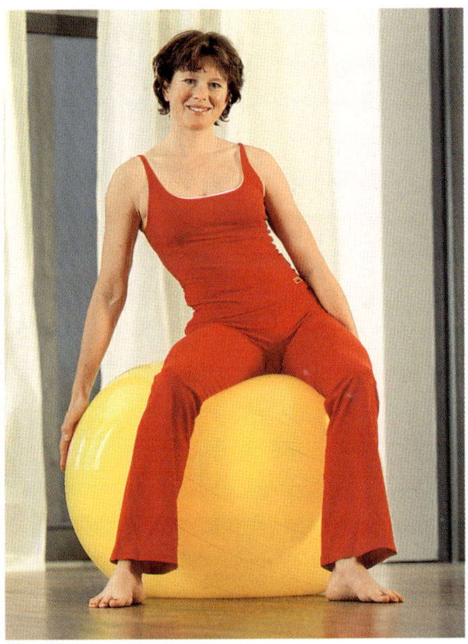

◀ 1. Übung

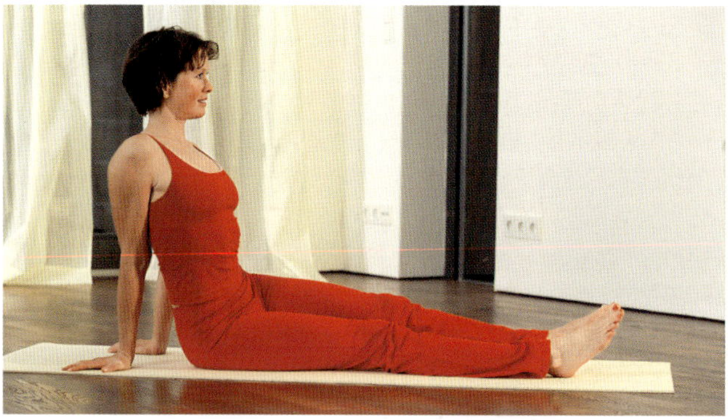
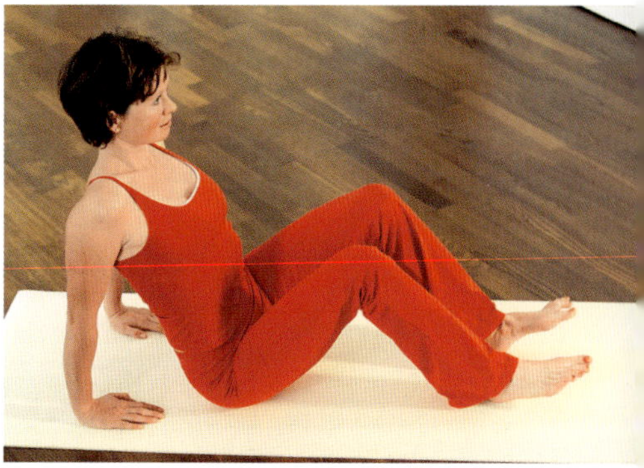
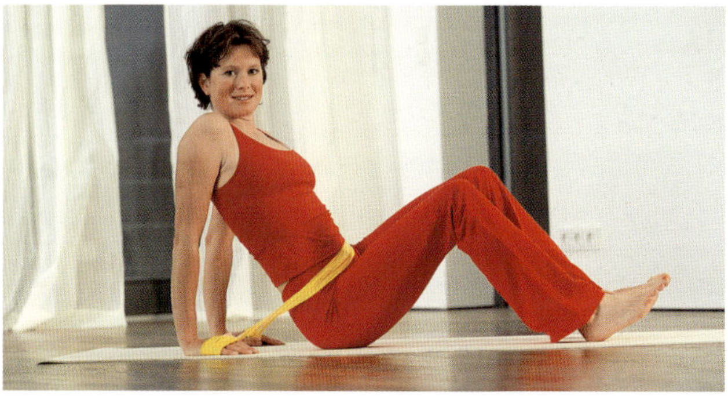
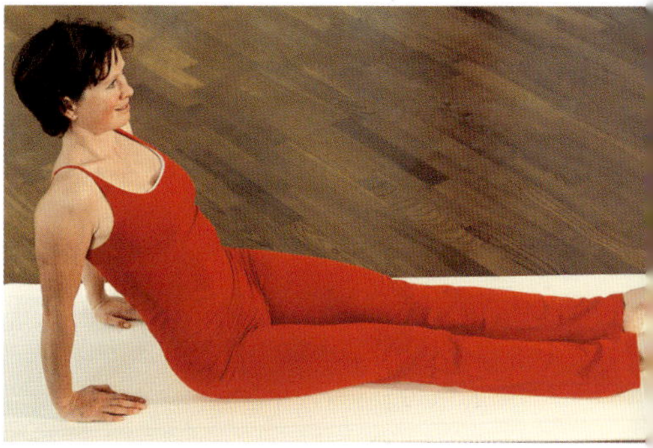
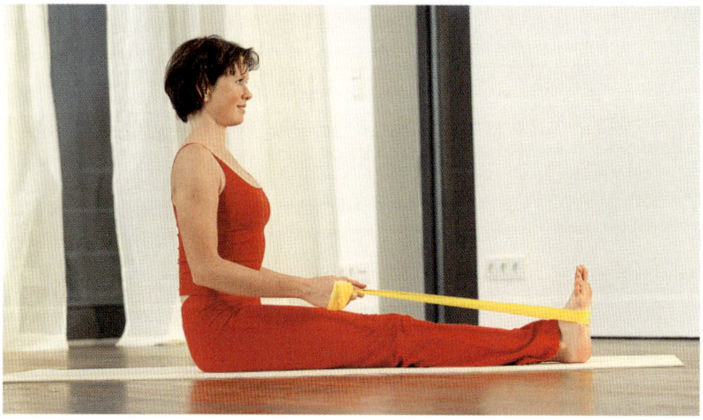

2. Übung

■ Um die Übung zu verstärken, spannen Sie ein der Länge nach zusammengelegtes Thera-Band über Ihre Leistenbeugen und halten die Bandenden etwas weiter hinten neben dem Gesäß am Boden fest. Wenn Sie jetzt die Schaukelbewegung auf den Sitzbeinhöckern ausführen, bietet das Gummiband mehr Widerstand.

■ Nun »laufen« Sie auf den Sitzbeinknochen vorwärts und rückwärts, und zwar mit gestreckten oder angewinkelten Beinen. Zuerst die rechte Beckenhälfte anheben und nach vorne schieben, dann entsprechend die linke Seite. Später das gleiche rückwärts ausführen. Beim Anheben des Beckens den Beckenboden mit anspannen – die angebeugten Arme gegengleich dazu mitpendeln lassen.

■ Wie vorher, jedoch mit »Verstärkung«: Legen Sie das Thera-Band um beide Fußsohlen (wobei die Beine gestreckt sind) und halten Sie die Enden vor sich fest. Spannen Sie es ruhig etwas an. Jetzt laufen Sie gegen den Widerstand des Bandes auf den Sitzbeinknochen vor und zurück. Das macht richtig Spaß und ist eine der besten Übungen gegen Cellulite!

3. Übung

- Jetzt setzen Sie sich noch einmal auf den Sitzball und hüpfen leicht und locker auf ihm. Nach einiger Zeit des »Einhüpfens« jedes Mal beim Hochhüpfen den Beckenboden anspannen.
- Eine weitere Variation: Hochhüpfen, den Beckenboden anspannen und einige Sekunden in dieser Position verharren, so als ob Sie gerade aufstehen wollten. Den Sitzball dabei mit den Fingerspitzen beider Hände seitlich leicht festhalten. Das Gesäß befindet sich leicht über dem Ball. Die Oberschenkel- und Beckenbodenmuskeln sind angespannt, der Atem fließt ganz regelmäßig. In dieser Haltung sind die Knie und Hüften etwas gebeugt, die Wirbelsäule ist in sich gerade und schräg nach vorne gerichtet. Danach zurücksetzen und weiter locker hüpfen.
- Diese Übung kann auch auf einem Stuhl ausgeführt werden, allerdings ohne Hüpfen. Dabei werden die Hände auf die Oberschenkel gelegt, ein Fuß vorgestellt und das Gesäß leicht angehoben. Neben den Beckenbodenmuskeln werden dabei auch die Oberschenkelmuskeln angespannt und gekräftigt. Nachdem Sie einige Sekunden in dieser Stellung ausgeharrt haben, setzen Sie sich wieder langsam nieder.

4. Übung

- Auf dem Sitzball sitzen und ein Thera-Band zwischen beide Hände nehmen. Fassen Sie es kurz und lassen Sie die

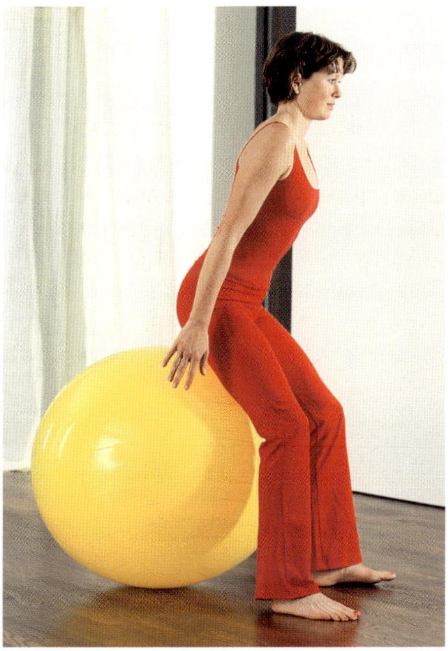

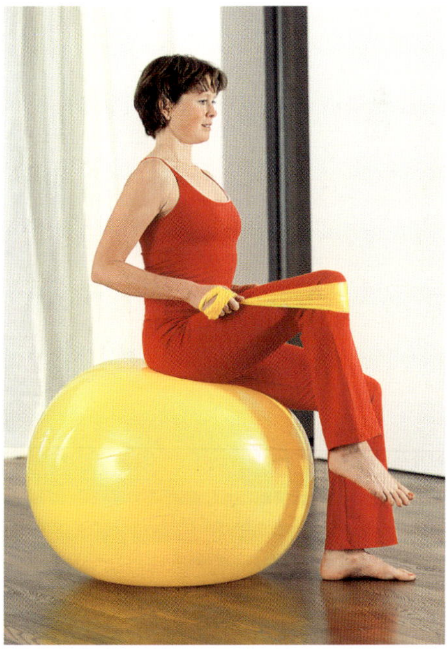

Links:
3. Übung

Rechts:
4. Übung

Enden nach unten hängen oder wickeln Sie sie um Ihre Hände. Dann das rechte Knie anheben und das Thera-Band herumlegen. Gleichzeitig die Beckenbodenmuskeln anspannen. Die Spannung einige Sekunden halten, dann loslassen. Üben Sie im Wechsel mit dem anderen Bein.

- Variation: Während der Übung können Sie auch leicht hüpfen.

5. Übung

5. Übung

- Legen Sie sich auf den Boden und stellen Sie beide Beine auf. Unterlagern Sie Ihr Becken mit einer dicken Decke, sodass der Beckenboden etwas angehoben wird. Das rechte Bein gebeugt anheben, sodass zwischen Ober- und Unterschenkel ungefähr ein rechter Winkel besteht. Die Fußspitze zum Körper hin anziehen. Die Beckenboden- und Bauchmuskeln kräftig anspannen und unbedingt darauf achten, dass der Atem nicht angehalten wird, sondern weiterfließt. Beim Absetzen des Beines entspannen. Im Wechsel mit dem anderen Bein üben.
- Noch intensiver: Ein Knie anheben und das Becken leicht abheben. Wäh-

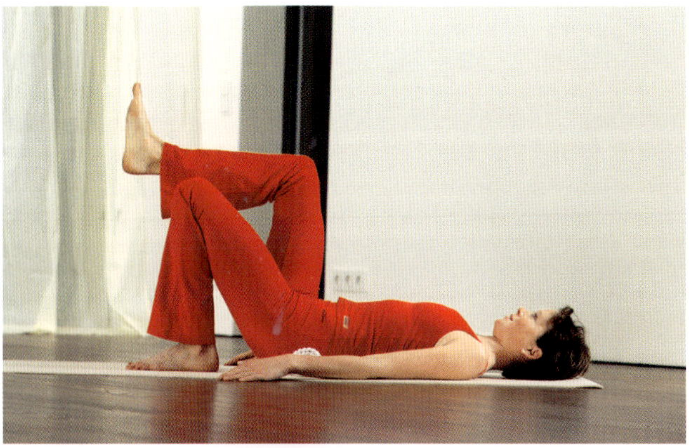

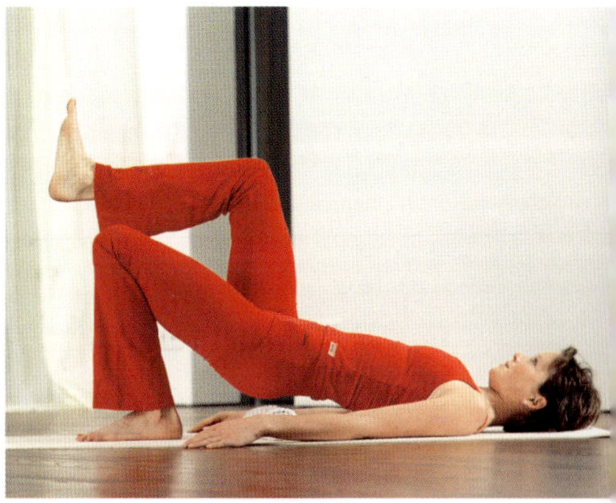

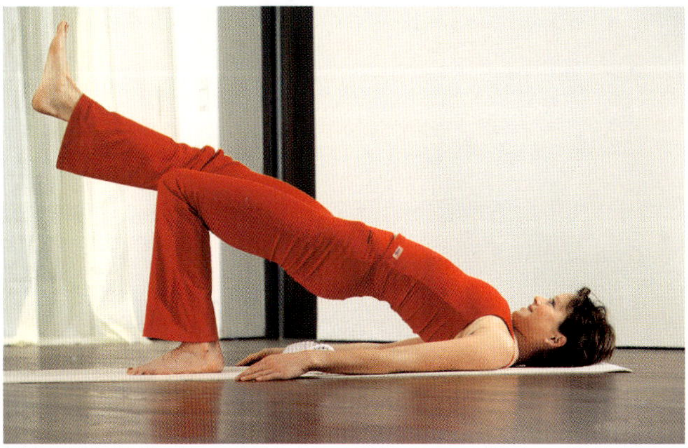

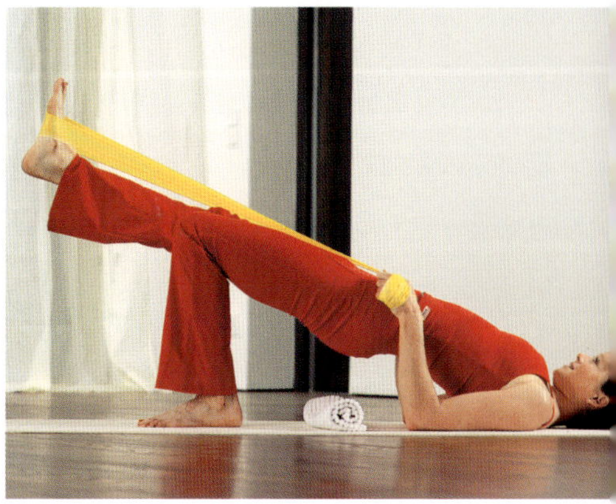

rend der Anspannung ausatmen. Beim Ablegen einatmen.

- Wie vorher, jedoch nach dem Heranziehen des Knies das Bein strecken. Darauf achten, dass beide Oberschenkel parallel sind.
- Wie vorher, jedoch zusätzlich das Thera-Band um den Fuß des gestreckten Beines legen und etwa über dem Becken mit beiden Händen festhalten. Dann das Bein in winzigen Bewegungen auf und ab wippen. Anstrengend ist die Übung, wenn das Becken dabei leicht abgehoben ist.

Die letzten vier Übungen können auch so durchgeführt werden, dass in der Ausgangsstellung die Beine nicht aufgestellt sind, sondern die Unterschenkel auf einem Sitzball ruhen.

6. Übung

- Entspannt liegen bleiben, wenn es Ihnen angenehm ist, die Unterschenkel auf den Sitzball legen und gelöst zum Beckenboden hinab ein- und ausatmen. Den Atem einfach fließen lassen und entspannt der Atemwelle lauschen. Wo spüren Sie Ihren Atem? Können Sie beim Atemvorgang etwas vom Beckenbodenzwerchfell spüren und wahrnehmen?

Stellen Sie sich auch noch einmal die Lage des Beckenbodens vor, seine Ausmaße, seine Muskelschichten. Ein aufmerksames Bewusstsein für den Beckenboden ist wichtig, um diesen Muskel trainieren zu können und ihn nicht weiterhin im Alltag zu überstrapazieren. Obwohl er unsichtbar ist, sollen wir uns seiner Gegenwart immer bewusst sein.

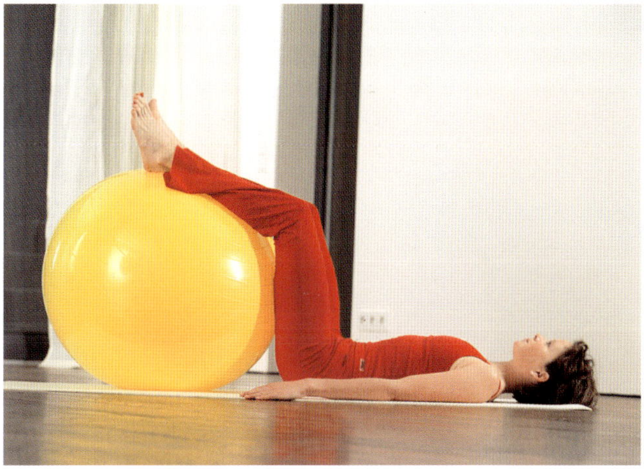

▲ 6. Übung

Der gezielt zum Beckenboden hinab gelenkte Atem hilft außerdem, diesen mit genügend Nährstoffen und Sauerstoff zu versorgen. Außerdem kann der Atem dazu beitragen, Verspannungen und Verkrampfungen im Becken-, Beckenboden-, Bauch- und Magenbereich zu lösen.

- Variation: Aus dieser sehr angenehmen, entspannten Lage heraus lassen Sie die Unterschenkel nach rechts und links über den Pezzi-Ball rollen, immer wieder hin und her.

Genießen Sie die Entspannung des gesamten Körpers und aller Muskeln und vor allem die wunderbare Massage im Kreuzbereich.

Sie können bei dieser Übung auch ein Ballkissen oder einen großen Noppenball (wie auf dem Foto auf Seite 77) unter das Becken legen.

Nach einer Weile bleiben Sie ruhig liegen und spüren der Übung nach wie in Übung 6. Dann wiederholen.

Lassen Sie sich ruhig Zeit für diese sehr entspannende Übung.

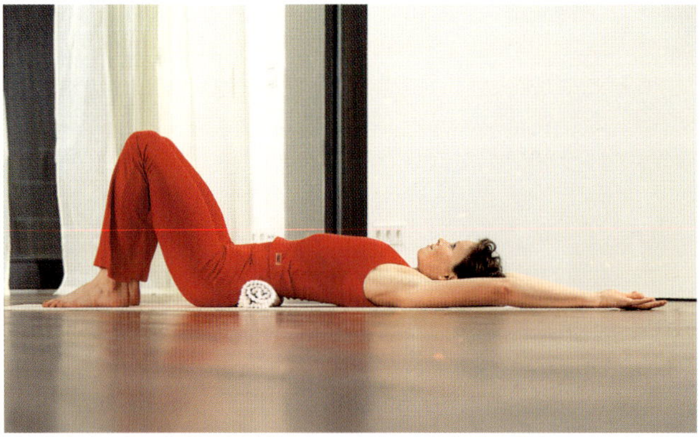

▲ 7. Übung

7. Übung

Eine gute Übung gegen Kreuzschmerzen:

- In der Rückenlage legen Sie eine Decke unter Ihr Becken und ziehen beide Knie etwa hüftbreit zum Bauch hin an. Die Hände liegen dabei in den Kniekehlen. Beachten Sie die Dehnung im Kreuz und im unteren Rückenbereich. Atmen Sie bewusst dorthin ein und aus, so lange Sie wollen. Dann die Beine wieder aufstellen oder die Unterschenkel auf einen Hocker oder den Sitzball legen. Dann strecken Sie die Arme diagonal nach hinten und lauschen nur Ihrem Atem. Spüren Sie die Atemvertiefung im gesamten Organismus? Genießen Sie den weiten und freien Atemraum. Bleiben Sie so lange, wie es Ihnen angenehm ist, in dieser Haltung gelöst und entspannt liegen und konzentrieren Sie sich dabei nur auf das Durchströmtsein mit dem lebensspendenden und auch spannungslösenden Atem. Der venöse Rückstrom des Blutes wird in dieser Lage und in der Atementspannung unterstützt. Der Beckenboden wird zusehends von Druck befreit. Nach einer Weile die Arme bequem neben dem Körper ablegen. Suchen Sie diese angenehme Atem-, Ruhe- und Entlastungsstellung immer wieder auf. Eine sanfte Entspannungsmusik im Hintergrund kann die Wirkung noch vertiefen. Noch entspannender für den Beckenboden und auch für die Lendenwirbelsäule ist es, wenn das Becken noch höher unterlagert wird: zum Beispiel mit drei kleinen Kissen oder einem Ballkissen, auf dem noch ein Kissen liegt.

8. Übung

Nun noch eine Entspannungs- und Lockerungsübung, die nicht nur gut tut und Verkrampfungen im Beckenbereich sowie im Beckenboden löst, sondern auch sehr empfehlenswert gegen Senkung der inneren Organe ist. Diese Übung ist auch gut bei Menstruationsbeschwerden, da viele Frauen im Beckenboden sehr verkrampft sind.

- Stellen Sie in der Rückenlage wieder die Beine auf. Rollen Sie dann entweder einen weichen Redondo-Ball oder einen großen Noppenball unter das Becken und lassen Sie das Becken zunächst schwer darauf liegen. Dann das Becken ein wenig anheben und mit ihm auf dem Ball leicht auf und ab hüpfen. Dies ergibt eine ganz lockere Schüttelbewegung im gesamten Beckenbereich. Alle inneren Organe werden sozusagen in das Becken hineingeschüttelt. Der Beckenboden wird dadurch voll entlastet.
Danach das Becken schwer auf dem Ball liegen lassen und entspannt nachspüren.

12. Übungsprogramm: Pilates für den Beckenboden

Da in den letzten Jahren sehr viel über Pilates gesprochen wird, möchte ich noch in einem besonderen Übungsprogramm auf diese Trainingsmethode eingehen. Sie wurde in den 1920er-Jahren von Joseph Pilates, einem nach Amerika ausgewanderten Deutschen entwickelt und erlebt heute eine echte Renaissance. Pilates ist eine Kombination aus Übungen aus der klassischen Gymnastik, dem Yoga und aus verschiedenen Kampfsportarten. Dabei ist es wichtig, die Aufmerksamkeit auf jede Phase der Bewegung zu lenken. Ein optimales Zusammenspiel von Körper und Geist spielt ebenfalls eine wesentliche Rolle. Für die damalige Zeit war dies etwas Besonderes. Heute sind Pilates-Übungen in der Gesundheitsgymnastik überall integriert. Interessant ist dabei, dass für Pilates damals schon die Körpermitte, er nannte es »Powerhouse«, von großer Bedeutung war.
Zum Powerhouse gehören vier Muskelgruppen:

- die quer verlaufende Bauchmuskulatur,
- die schräge Bauchmuskulatur,
- die tief liegenden Rückenstrecker
- und die Beckenbodenmuskulatur.

Pilates erkannte damals schon, dass all diese Muskelgruppen zusammenarbeiten und ein natürliches Korsett für die Wirbelsäule bilden. So beginnt jede Pilates-Übung aus der Mitte – nämlich aus der Körpermitte – heraus. Die Bewegungen werden langsam und bewusst ausgeführt.

1. Übung: Ruhestellung

■ Beginnen Sie im Vierfüßlerstand. Sie stützen sich auf Hände und Knie, wobei die Knie hüftbreit auseinander stehen. Achten Sie darauf, dass die Knie sich unter den Hüften und die Hände unter den Schultern befinden. Der Rücken bildet bis zum Hinterkopf eine Linie, der Blick ist nach unten gerichtet.

▼ 1. Übung

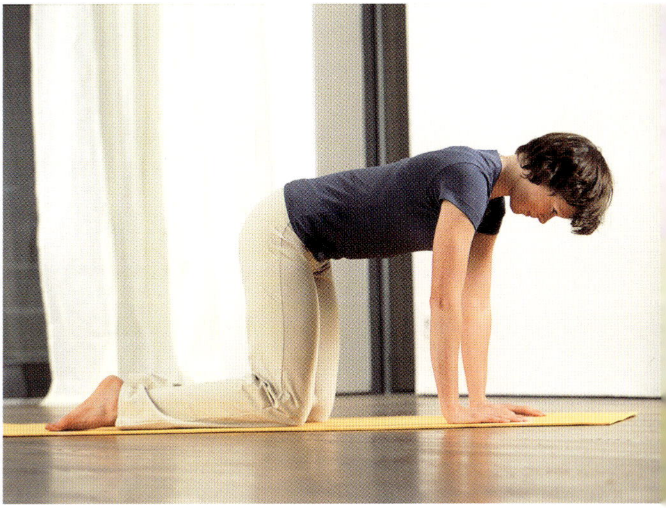

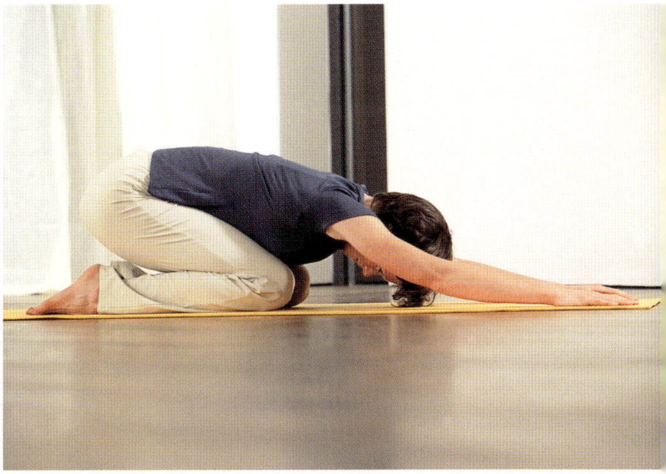

Atmen Sie in dieser Position ein, dann Bauch und Beckenboden anspannen und mit dem Gesäß ganz zurücksitzen. Die Arme dabei gestreckt lassen. Während der Ausatmung die Muskelspannung halten. Zum Einatmen wieder in den Vierfüßlerstand kommen und die Muskelspannung lösen.

Oben: **2. Übung**

Unten: **3. Übung**

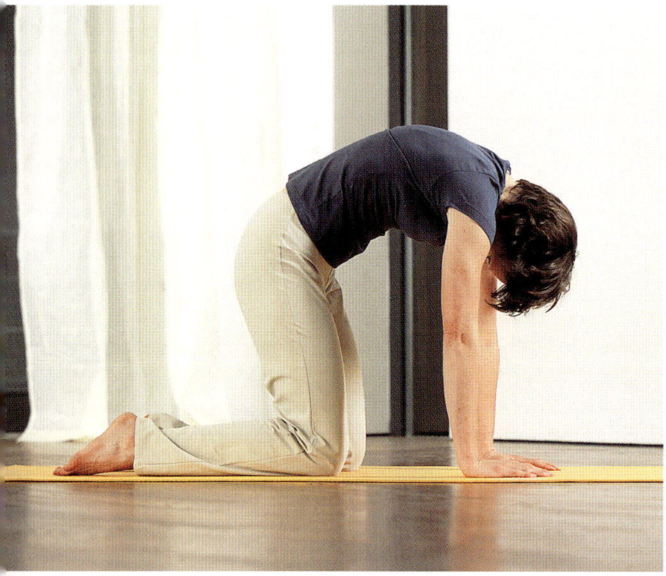

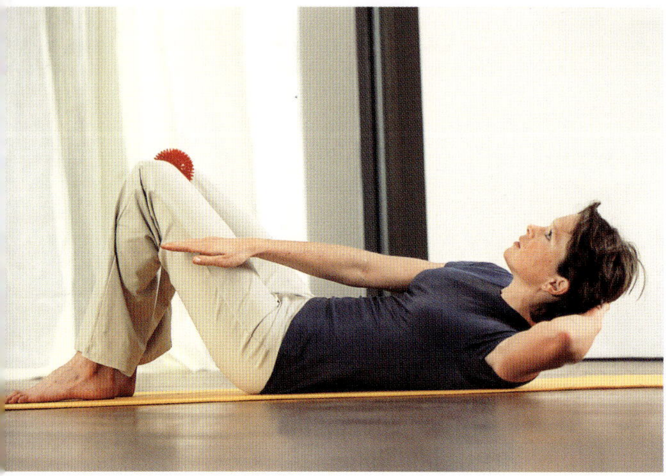

Beachten: Bei Knieproblemen diese Übung nicht machen.

2. Übung: Die Katze

■ Ausgangsstellung wie vorher im Vierfüßlerstand. Einatmen, wenn der Rücken gerade ist. Dann ausatmen und dabei die Handballen in den Boden drücken, den Bauch anspannen, die Beckenbodenmuskeln nach innen ziehen und das Steißbein unter den Körper ziehen. Der Rücken wird dabei rund und der Kopf senkt sich zwischen die Arme. Zum Einatmen die Spannung lösen und den Rücken wieder gerade machen.

3. Übung: Bauch-Twist

■ Legen Sie sich auf den Rücken, stellen Sie die Beine auf und klemmen Sie eine Fußrolle oder einen Ball zwischen die Knie. Einatmen, dann beim Ausatmen die linke Hand unter den Kopf legen und den Kopf anheben. Gleichzeitig den rechten Arm am linken Oberschenkel vorbei nach vorne schieben. Der Kopf sollte dabei nicht eingerollt werden, sondern Sie sollten sich dabei vorstellen, dass eine Schnur das Brustbein nach oben zieht. Dann zurücklegen und entspannt einatmen. Im Wechsel mit der anderen Seite üben.

4. Übung: Hüftdrehung

■ Rückenlage, beide Beine aufstellen. Ziehen Sie beide Knie zum Bauch und klemmen Sie zwischen die Knie einen großen Noppenball oder einen Redondo-Ball. Die Arme liegen diagonal gestreckt neben dem Körper. Atmen Sie in dieser Position ein. Beim Ausatmen spannen Sie die Bauch- und Beckenbodenmuskeln kräftig an und senken beide Knie nach links in Richtung Boden, jedoch nur so weit, dass die Schultern noch am Boden bleiben und Sie die Muskelspannung gut halten können. Zum Einatmen die Knie wieder anheben. Beim nächsten Ausatmen die Knie zur anderen Seite sinken lassen.

5. Übung: The Hundred

■ Rückenlage, beide Beine aufstellen. Platzieren Sie einen Stab auf dem Boden unterhalb des Gesäßes und halten Sie ihn mit den Fingern fest. Die Arme sind gestreckt. Der Rücken liegt gut auf dem Boden. Atmen Sie in dieser Ruheposition ein. Dann Bauch und Beckenboden anspannen, die Knie zum Bauch ziehen, sodass zwischen Ober- und Unterschenkeln ein rechter Winkel entsteht. Dann Kopf und Schultern anheben und mit dem Stab schnelle, kleine Bewegungen auf und ab machen. Stellen Sie sich dabei vor, Sie würden mit den Armen auf der Wasseroberfläche patschen.

■ Variation: Wie vorher, jedoch den Stab während der Ausatem- und Anspannungsphase nicht auf- und abbewegen, sondern etwas anheben und dann so tun, als ob man ihn auseinanderzieht.

6. Übung: Leg Circle

■ Legen Sie sich auf den Boden und stellen Sie die Beine auf. Ziehen Sie dann das rechte Knie zum Bauch und legen Sie ein Thera-Band oder Seil über die rechte Fußsohle. Strecken Sie dieses Bein dann nach oben in Richtung Decke und spannen Sie das Thera-Band. Jetzt ausatmen und dabei Bauch- und Beckenbodenmuskeln gut anspannen; gleichzeitig mit dem rechten Bein gleichmäßige Kreise zeichnen, als ob Ihr Bein ein Pinsel wäre. Dann das Knie entspannt zum Bauch ziehen und einatmen. Beim Ausatmen das Bein wieder nach oben stre-

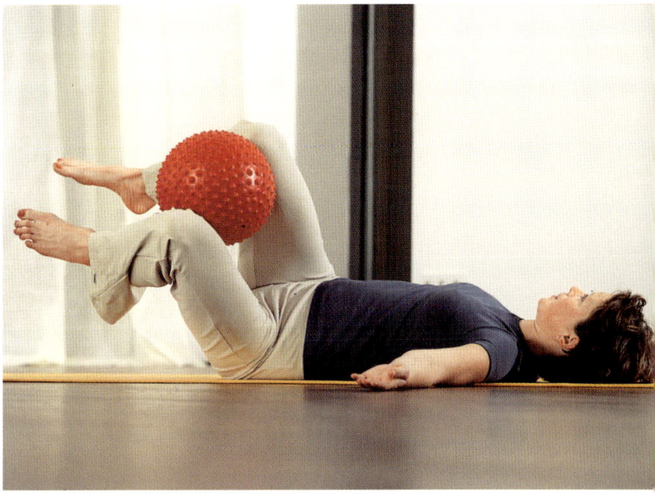

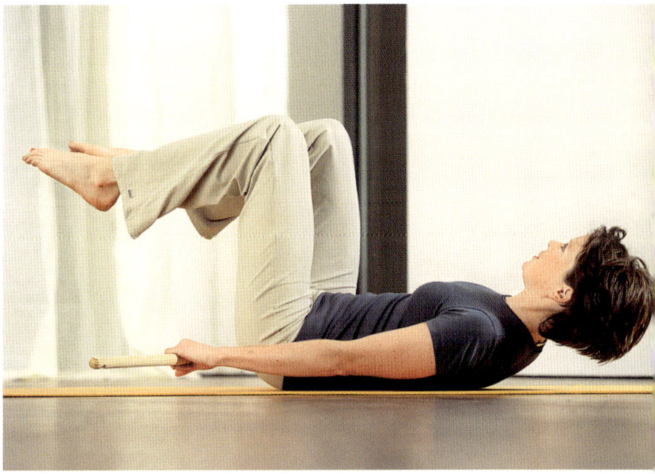

▲
Oben: **4. Übung**

Unten: **5. Übung**

6. Übung

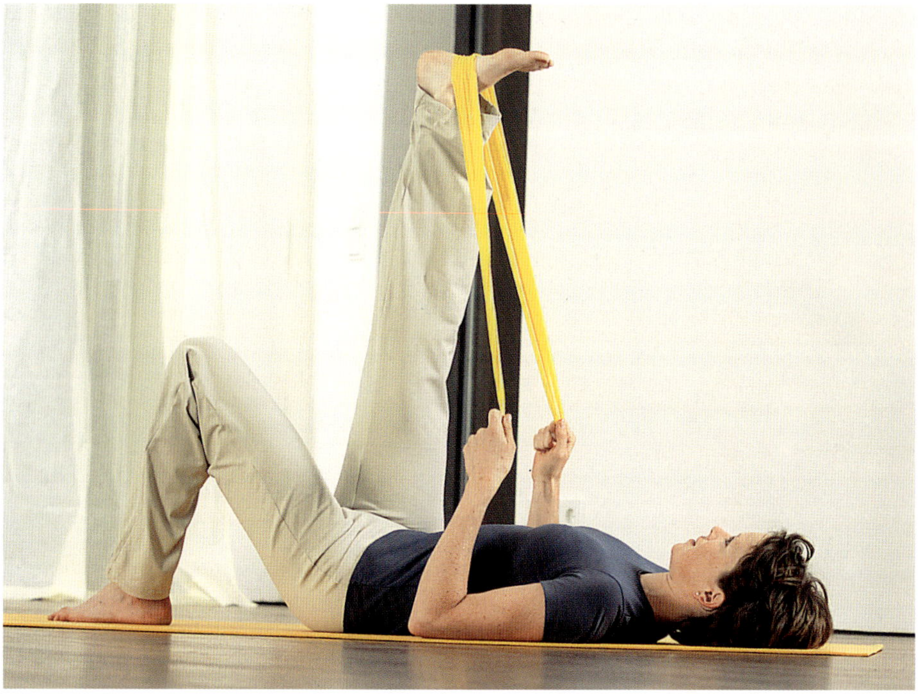

cken und die Kreise in die andere Richtung zeichnen.
Diese Übung mit jedem Bein 4- bis 6-mal ausführen.

7. Übung: Shoulder Bridge

- Legen Sie sich auf den Rücken und stellen Sie die Beine auf. Die Arme liegen neben dem Körper. Atmen Sie in dieser entspannten Position ein. Dann ausatmen und dabei Bauch- und Beckenbodenmuskeln anspannen sowie das Becken abheben, bis zwischen Knien und Schultern eine Linie entsteht. In dieser Position einatmen. Beim nächsten Ausatmen wieder das »Powerhouse« anspannen und währenddessen im Wechsel den rechten und linken Fuß anheben. Danach beide Beine abstellen und die Wirbelsäule langsam Wirbel für Wirbel abrollen, bis der Rücken wieder auf dem Boden gut aufliegt.
- Variation 1: Man kann bei dieser Übung auch das Becken mit den Händen unterstützen, indem man die Hände unter die Hüften legt. Die Ellenbogen stehen dabei unter den Händen.
- Variation 2: Aus der oben beschriebenen Position spannen Sie zuerst das Powerhouse an und konzentrieren sich stark darauf, dabei ausatmen. Dann heben Sie beim Einatmen das rechte Bein senkrecht nach oben und lassen den Beckenboden entspannt sein. Danach das Bein wieder abstellen und den Beckenboden kräftig anspannen und nach innen ziehen. Beim nächsten

Einatmen das linke Bein gestreckt nach oben in Richtung Decke strecken. Beim Ausatmen wieder abstellen und den Beckenboden anspannen. Jedes Bein 2- bis 4-mal. Danach das Becken gelöst ablegen und entspannen. Nehmen Sie sich Zeit um der Übung nachzuspüren.

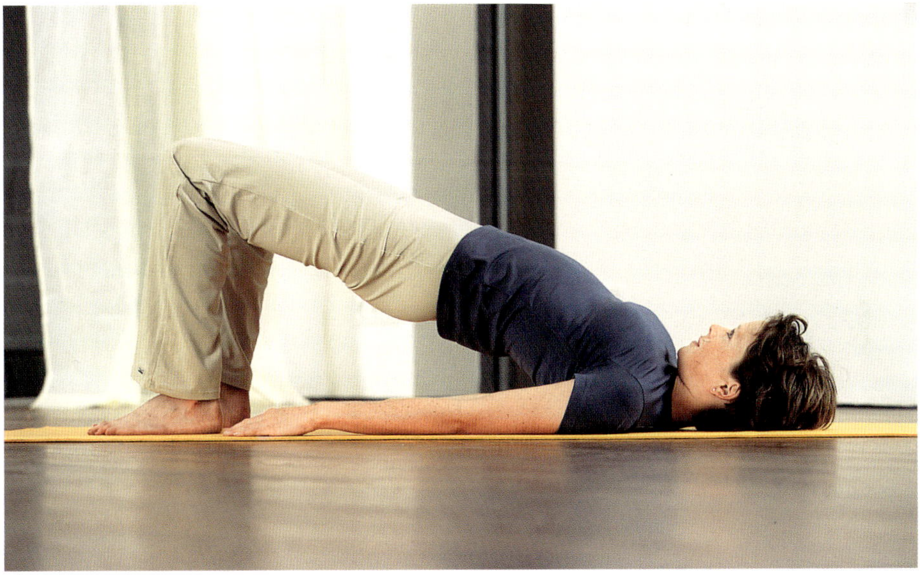

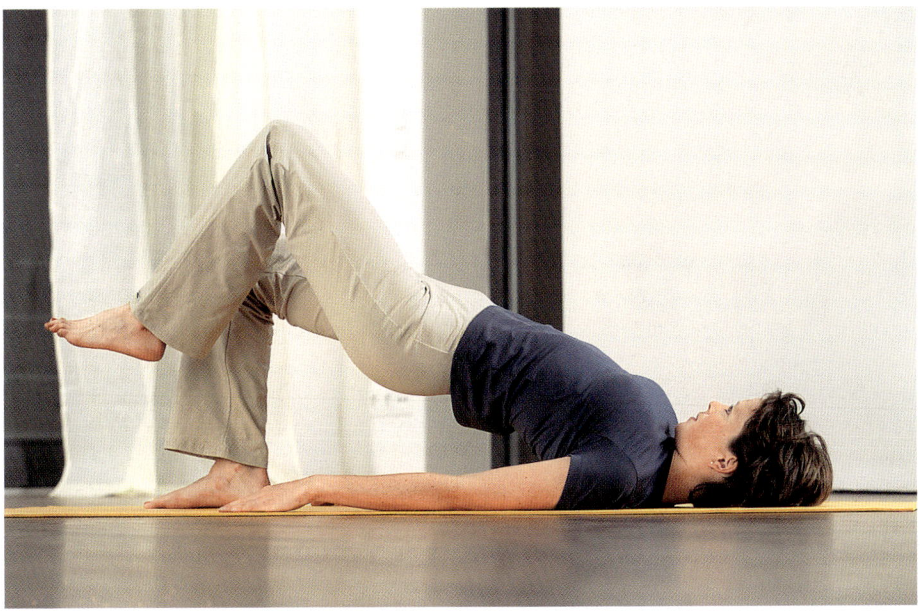

Oben:
7. Übung

Unten:
Variation 2

Der Beckenboden im Alltag

Im Alltag wird der Beckenboden meist ziemlich schlecht behandelt. Obwohl seine Lage sehr zentral, nämlich in unserem Körpermittelpunkt liegt, und obwohl er von da aus äußerst wichtige Aufgaben zu erfüllen hat, kommt zunächst kaum jemand auf den Gedanken, ihn mit alltäglichen Belastungssituationen wie z. B. Heben, Tragen, Treppensteigen oder mit Rückenschmerzen in Verbindung zu bringen. Der Beckenboden muss aber im Alltag viel aushalten.

Ein kräftiger Beckenboden ist Voraussetzung für eine gute Körperhaltung.

TIPP

Achten Sie bei allen alltäglichen Arbeiten und Bewegungen auf die richtige Körperhaltung und die Anspannung des Beckenbodens.

Nur durch eine konsequente Haltungskontrolle im Alltag kann der Belastungsdruck auf den Beckenboden vermindert werden.

Die konsequente Haltungskontrolle

- Beim Stehen sollten Sie darauf achten, die Knie nicht ganz durchzudrücken.
Die Bauch- und Beckenbodenmuskulatur anspannen, wodurch auch ein übermäßiges Hohlkreuz vermieden wird. Denken Sie daran:
Je mehr der Bauch nach vorne unten hängt oder je weiter der Unterleib vorgeschoben wird, umso mehr wird der Beckenboden belastet. Über einem kräftigen Beckenboden und einem aufgerichteten Becken dagegen kann sich die Wirbelsäule ideal aufbauen.
- Wenn Sie sich auf einen Stuhl setzen oder von ihm aufstehen, spannen Sie

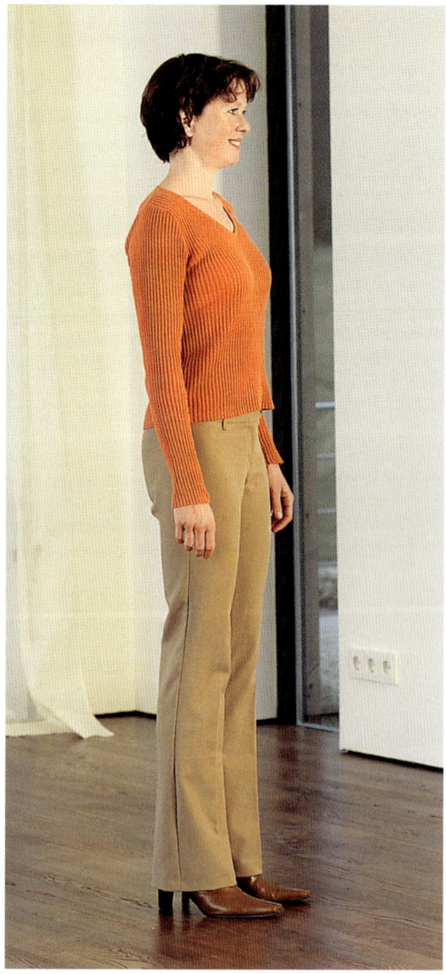

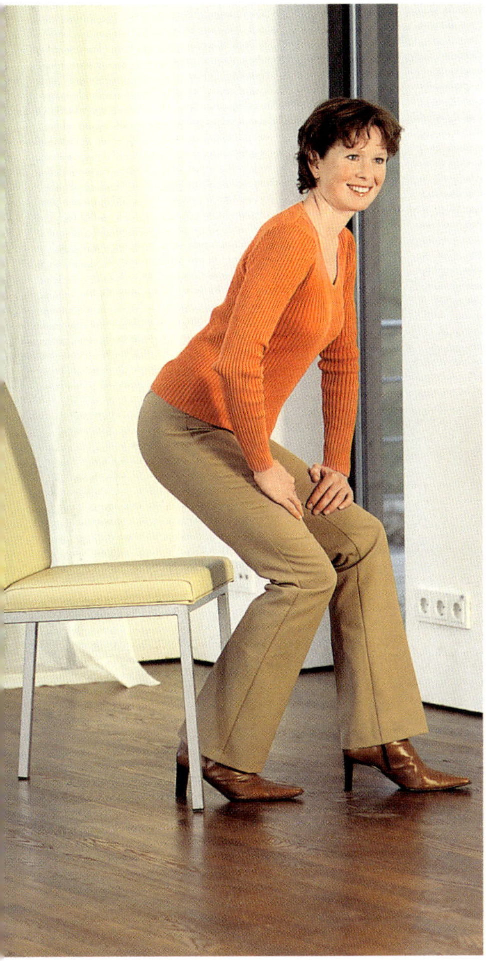

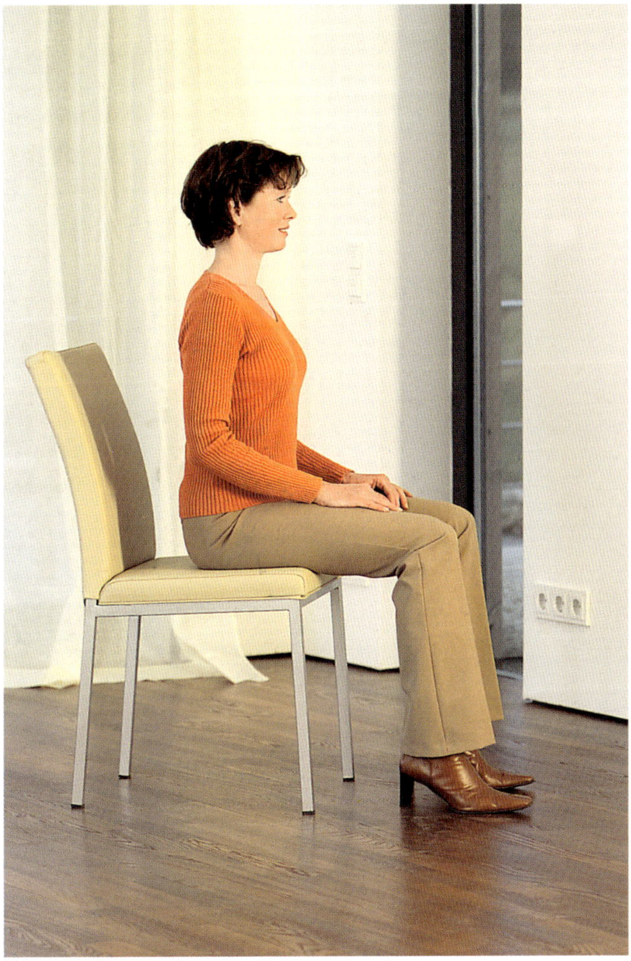

zuerst den Beckenboden an. Dann mit geradem, leicht nach vorn geneigtem Rücken sich setzen, indem man sich zuerst mit dem Gesäß dem Stuhl nähert, oder im umgekehrten Fall das Gesäß abheben und aufstehen. Der Beckenboden bleibt während der Auf- oder Abbewegung angespannt, der Rücken gerade.

- Sitzen: Hier wird der Beckenboden gedehnt. Ganz schädlich ist die weit verbreitete runde Sitzhaltung, bei der man hinter den Sitzbeinknochen sitzt und die ganze Last der Eingeweide auf den Weichteilen des Beckenbodens lastet. Besser ist das aufrechte Sitzen auf den Sitzbeinhöckern. Man kann diese Knochen unter dem Gesäß mit den Händen erfühlen. Bei dieser Sitzhaltung ist die Wirbelsäule aufgerichtet, und die Last der inneren Organe verteilt sich mehr auf das Schambein und die knöchernen Teile des Beckens.

▲

Links:
Während der Auf- oder Abbewegung bleibt der Beckenboden angespannt.

Rechts:
Das aufrechte Sitzen auf den Sitzbeinhöckern ist für Rücken und Beckenboden ideal.

▶ **Achten Sie beim Heben auf einen angespannten Beckenboden!**

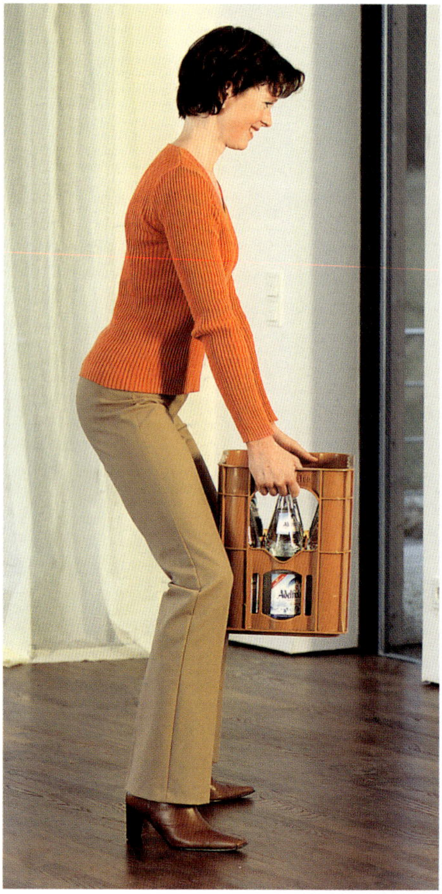

■ Auch beim Heben, Tragen, Treppensteigen, Niesen, Husten oder auch beim Lachen auf die Anspannung des Beckenbodens achten. Ebenso beim Schieben oder Ziehen von Gegenständen.

TIPP

Spannen Sie den Beckenboden während vieler gewöhnlicher Alltagsarbeiten und -situationen an. Das kann beim Staubsaugen oder -wischen genauso sein wie im Büro, beim Telefonieren, beim Fernsehen, beim Zähneputzen, in Konferenzen wie beim Kaffeekränzchen. Aber auch im Auto, in der Warteschlange vor der Kasse oder in der Kantine, selbst beim Spazierengehen können diese unsichtbaren Muskeln gut angespannt werden.

Den Erfolg werden Sie schon sehr bald spüren. Achten Sie aber darauf, die Muskeln kräftig und lange anzuspannen. Die Entspannungsphase sollte dann jedes Mal doppelt so lang sein.

Heike Höfler

Jahrgang 1956, ist staatlich geprüfte Sport- und Gymnastiklehrerin. Ihre Kenntnisse stützen sich auf jahrelange Berufserfahrung als Gymnastiklehrerin an der Waldeck-Klinik in Bad Dürrheim sowie als Leiterin von speziellen Rückenschul-, Beckenboden- und Atemgymnastikkursen. Die Autorin hat zahlreiche Bücher mit Übungsprogrammen zu den Themen Schwangerschaft, Rückbildung, Atmung und Rückenschule veröffentlicht. Mit dem von ihr entwickelten Fitnesstraining für das Gesicht ist sie einer breiten Öffentlichkeit bekannt geworden. Im BLV Verlag liegen von Heike Höfler folgende Publikationen vor:

- Die Nackenschule
- Beckenbodengymnastik – Mit Pilates-Trainingsprogramm
- Training für den Beckenboden
- Schwangerschaftsgymnastik – Mit Übungen für die Rückbildung
- Venengymnastik
- Erfolgreich gegen Cellulite

Bibliographische Information der Deutschen Bibliothek

Die Deutsche Bibliothek verzeichnet diese Publikation in der Deutschen Nationalbibliographie; detaillierte bibliographische Daten sind im Internet über http://dnb.ddb.de abrufbar.

Fünfte, durchgesehene Auflage

BLV Buchverlag GmbH & Co. KG
80797 München

Bildnachweis
Alle Fotos von Ulli Seer
Grafiken: Jörg Mair, München

Umschlaggestaltung/Umschlagfoto:
Karin Niedermeier, München

Lektorat: Maritta Kremmler
Herstellung: Angelika Tröger
Layoutkonzept Innenteil: Ruth Bost
Layout und Satz: Uhl + Massopust, Aalen

Gedruckt auf chlorfrei gebleichtem Papier

Printed in Italy
ISBN 978-3-8354-0243-0

Hinweis

Das vorliegende Buch wurde sorgfältig erarbeitet. Dennoch erfolgen alle Angaben ohne Gewähr. Weder Autorin noch Verlag können für eventuelle Nachteile oder Schäden, die aus den im Buch vorgestellten Informationen resultieren, eine Haftung übernehmen.